# 내 몸이 원하는
# 최고의 밥상

# 내 몸이 원하는
# 최고의 밥상

김수현(약사·식생활 전문가) 지음

중앙생활사

## 여는 글

　우리의 식생활은 짧은 시간 동안 빠르게 변화해왔습니다. 도정률이 높은 곡식과 정백 식품을 즐겨 먹게 되었고 가공식품뿐만 아니라 육식과 유제품의 섭취도 급속도로 늘어났습니다.
　밥상의 변화에 익숙하지 않았던 현대인들은 새로운 식원병을 앓고 있습니다. 그러나 잘못된 식생활이 원인이 되어 발생하는 생활습관병이 해마다 증가하는 가운데 우리는 또 다른 새로운 문제에 봉착하게 되었습니다.
　새로운 천년의 시작과 함께 조류독감이 확산되면서 닭과 오리는 살처분되었고 광우병의 공포와 멜라민 파동에 휩싸이면서 우리의 밥상 전체가 안전을 위협받게 되었습니다. 더 큰 문제는 개인의 노력만으로 해결할 수 없다는 데 있습니다. 날로 증가하는 식품의 위험성이 전 세계적인 차원에서 확대되고 있기 때문입니다.
　식량 자급률이 30%도 되지 않고 쌀의 자급률을 빼고 나면 5%에도 미치지 못하는 우리의 밥상은 그야말로 다국적 밥상이 되어버렸습니다. 고춧가루, 참깨, 소금을 비롯하여 콩, 감자, 옥수수, 소고기, 돼지고기, 닭고기 어느 하나 국내 시장을 충족시키는 식재료가 없습니다.

또 우리의 음식 문화 자체가 여러 주재료와 부재료를 함께 사용하다 보니까 위험 요소가 발견되었을 때 문제를 제대로 짚어내기도 어려운 실정입니다. 고추장 하나만 보더라도 고춧가루 하나로 만들어지는 것이 아니기 때문입니다. 유전자 조작된 콩과 옥수수가 수입되면서 콩기름, 옥수수기름만 짜서 쓰는 게 아니라 된장과 두부를 만들고 대부분의 가공식품에 보조 재료로 사용하고 있습니다.

우리나라 사람들은 전 세계적으로 채소를 가장 많이 먹는 민족으로 알려져왔습니다. 그만큼 우리의 식생활이 어느 나라에 비추어보았을 때 건강하다고 할 수 있습니다. 채소와 발효식품을 많이 먹었던 현명한 민족이었습니다. 조류독감이 유행했을 때 우리는 김치를 많이 먹어 면역력이 좋았기 때문에 안전할 수 있었다는 평가도 있었습니다.

하지만 이제는 낙관론에 빠져 있어서는 안 될 지경에 이르렀습니다. 우리의 밥상은 전 세계적인 식품의 공포 속에 안전을 보장받지 못하고 있습니다. 기초식품들에는 재배와 유통 과정에서 더 강력한 농약과 살충제들을 사용하고 있고, 다국적 식품 재벌들은 제3세계 사람들의 젖줄인 농업을 파탄내며 그들만의 이익을 위해 유전자 조작과 강력한 농약의 개발에 앞장서고 있습니다. 또 가공식품업자들은 더 맛있고 더 부드럽고 더 편리하게 소비자들을 유혹하기 위해 각종 화학 첨가물들을 개발하며 사용을 늘리고 있습니다.

지금 전 세계는 조류독감에 이어 돼지독감으로 전 세계적인 유행병의 확산을 걱정하고 있습니다. 전문가들은 앞으로 더 심각한 악성 바이러스의 출현을 예고하기도 합니다. 동물들 사이에서만 옮겨졌던 바이러스들이 더 강력한 신종 바이러스로 모습을 바꾸어 사람들을 공격하고 있는 것입니다. 동물들도 환경의 파괴와 먹을거리 오염으로 면역력을 상실하고 그들 사이에서도 새로운 균종들을 출현시켜 환경을 파괴한 사람들에게 복수라도 하듯 덤벼들고 있습니다. 현대인들도 항생제 사용을 늘리면서 어떤 약도 듣지 않는 내성균의 위험에 크게 노출되어 있는 실정입니다.

이제 갑작스런 식생활의 변화와 환경의 파괴는 밥상의 안전과 우리의 생명을 직접적으로 위협하고 있습니다. 어느 때보다 올바른 먹을거리와 식생활 습관에 대한 생각이 필요할 때입니다. 전통적으로 오랜 시간 동안 먹어왔기 때문에 우리 몸에 맞는 먹을거리, 생산과 유통 비용이 많이 들고 상대적으로 위험성이 더 높은 외국 농산물이 아닌 안전한 우리 땅의 먹을거리들로 우리의 밥상을 다시 차려야 합니다. 바른 먹을거리는 면역력을 키워주는 먹을거리이기도 합니다. 건강한 식생활 습관은 생체리듬을 회복시켜 면역력을 높여줍니다.

　가공할 만한 속도로 우리의 식탁이 변화하고 그 위협이 증가하고 있는 요즘 가장 소박한 밥상에서 건강과 행복을 지키는 길을 발견할 수 있기를 바랍니다.

김 수 현

## 차례

여는 글 _ 4

## 1장 우리 집 밥상, 무엇이 문제일까?

위협받는 식탁 안전 _ 16
오염의 시대, 불안의 시대, 무엇을 어떻게 먹을 것인가 _ 23
부족의 논리와 현대인의 결핍증 _ 30
밀가루 대통령, 흰쌀밥 대통령 _ 39
건강, 때론 외면하고 때론 집착하고 _ 44
내가 먹은 것이 내 몸을 만든다 _ 51

## 2장 알맹이 빠진 쭉정이 밥상

패스트푸드와 슬로푸드 _ 60
의미 없는 칼로리 영양학 _ 66
계절 음식, 밀장국과 꽁보리밥 _ 71
슈퍼마켓의 조용한 된장과 고추장 _ 76
흰색 숭배와 오백 식품 _ 80

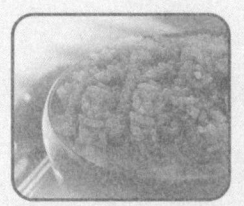 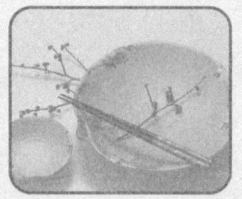 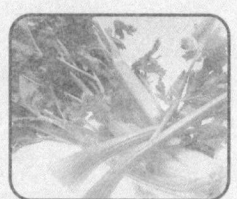

고기 먹고 밥은 나중에 먹는 이유 _ 84
켈로그와 포스트가 하고 싶은 말 _ 89
우리의 주식은 빵이 아니다 _ 94

## 3장 아이들 편식은 부모가 만든다

엄마의 장바구니로부터 자유롭지 않은 아이들 _ 100
인스턴트, 가공식품의 첫 번째 희생 세대 _ 106
고단백과 고칼슘의 환상 _ 111
부모의 입맛을 닮아가는 아이들 _ 116
편식을 불러오는 육식 _ 120

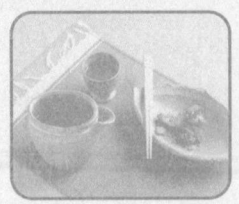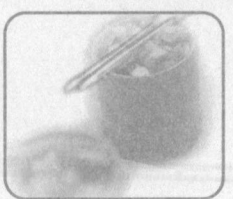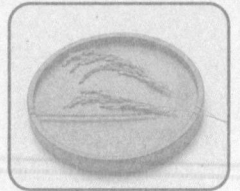

## 4장 밥상머리에서 완성되는 밥몸맘 건강법

습관은 제2의 천성 _ 126
입맛을 복구하고 편식을 개선하고 _ 138
자연식은 축제같이 기쁜 일 _ 143
왜 건강한 사람은 밥을 많이 먹을까 _ 147
밥과 느림의 미학 _ 150
프라이드 문화와 두뇌 건강 _ 155
하루 세 끼를 꼭 먹어야 할까? _ 162

## 5장 생명이 넘치는 밥상차림

전부 다, 알뜰히, 감사히 _ 170
밥맛이야! _ 175
하고 또 하는 것이다 _ 179
바른 식생활은 사람을 변화시킨다 _ 184
기다림의 시간이 필요하다 _ 191
밥 한 톨 안에 온 생명이 숨 쉰다 _ 197
바른 식생활은 명상이다 _ 202

# 6장 질병으로 알아보는 우리 가족 건강 체크

먹어도 먹어도 배가 고파요 : 당뇨병 _ 212
가렵고 콧물 나고 숨이 차요 : 알레르기 _ 222
칼슘제와 우유의 치장을 벗어던져라 : 골다공증 _ 231
내 성질이 못됐다고? : 수족 냉증 _ 238
항상 소화가 안 돼요 : 만성 위염 _ 245
자궁에 문제가 생겼어요 : 생식기 이상 _ 251
나도 시원하게 쾌변 보고 싶어요 : 변비 _ 256
항상 피곤해요 : 갑상선 질환 _ 262

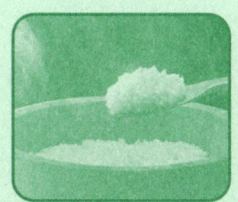
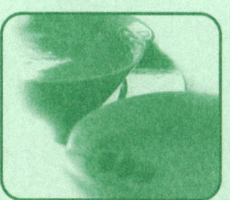
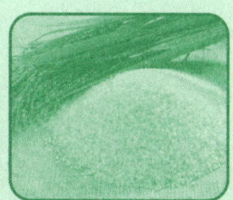

# 1장

## 우리 집 밥상, 무엇이 문제일까?

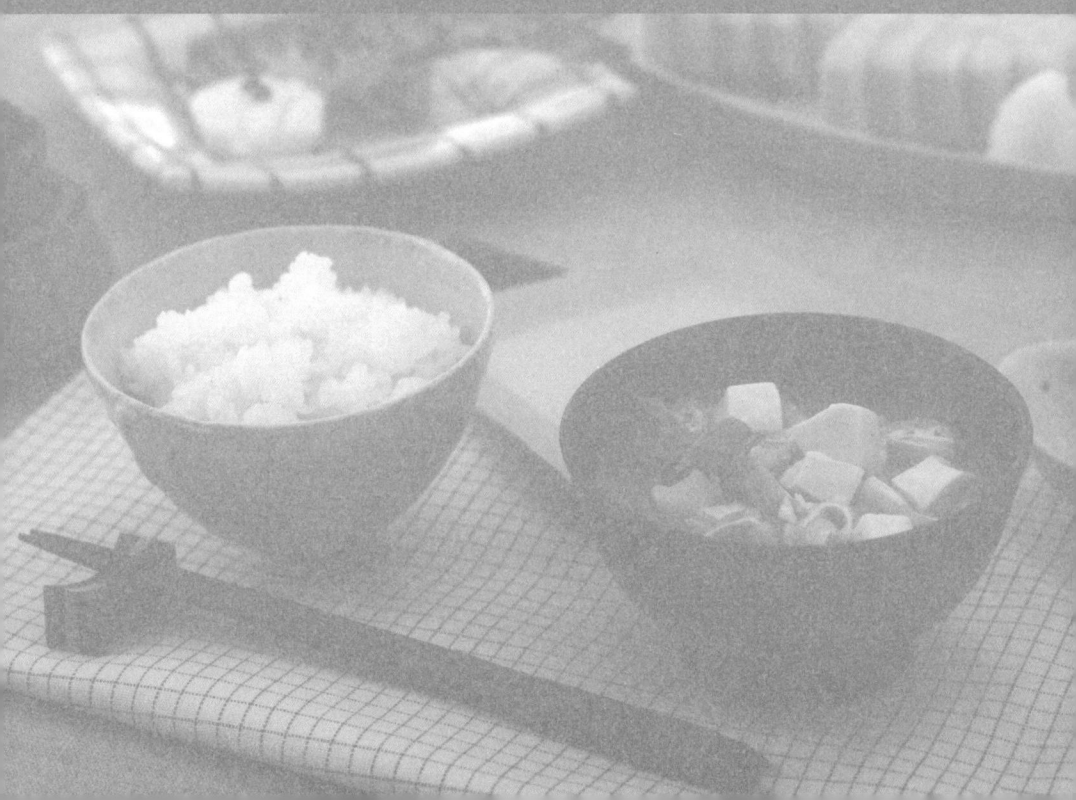

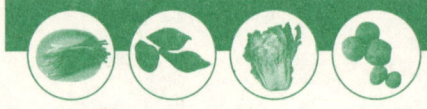

# 위협받는 식탁 안전

새로운 천 년을 맞이한 지 얼마 되지도 않아 전 세계가 전쟁과 테러, 빈곤과 기아, 환경오염과 생태계 파괴, 광우병과 사스, 조류 독감과 같은 새로운 질병들로 생존의 위협을 받고 고통을 당하고 있다.

우리는 전쟁의 참혹상을 영상 매체를 통해 게임 즐기듯 한순간의 볼거리로 전락시켜버리고, 여과 없이 내보내는 수천, 수만 마리의 오리와 닭들이 도살, 도축되는 장면들을 보면서 이런 잔혹한 이미지들이 우리의 감수성을 어떻게 파괴하고 있는지 알아차리지도 못한 채 닥쳐온 현실 앞에 망연자실하고 있다.

자신의 생존을 위해 스피드를 내서 경쟁하며 달려가야 하는 현대인들의 삶 속에 최소한의 인간적 연민마저도 차단하는 지식, 정보를 다루는 모든 매체의 위력은 참으로 대단하다.

이제 우리는 자신의 죄 없음을 입증하는 시혜적 차원의 연민과 나눔의 방식이 아닌 타인의 고통을 이해하는 방식에 대변화를 가져와야 하는 절박한 시대적 요구를 부여받고 있다.

내가 지금 누리고 있는 권리와 혜택이 어떻게 다른 생명체의 고통과 관련되어 있는가를 이해하는 것은 오염과 파괴의 시대, 살인의 위협이 도사리는 시대를 살아가는 우리에게 있어 가장 중요한 부분이다.

한번 앓거나 접종을 하게 되면 평생 동안 감염될 가능성이 없었던 홍역은 아이들의 몸 안에서 항체가 사라지는 덕에 홍역 재접종이 초등학교 입학을 위한 필수 조건이 되어버렸다.

겨울만 되면 독감 예방 접종을 해야 한다고 언론과 전문가들은 예고하지만 해마다 더 강한 신종 바이러스의 출현은 막을 길이 없고, 인명 피해는 날로 커져 최대의 바이오 공격을 예견하는 경고는 끊이지 않고 있다.

20세기에 들어서 몇 차례에 걸친 독감 바이러스의 대유행은 수백만 명의 생명을 빼앗아 가기도 했다. 동물마다 감염되거나 병원성을 가지는 바이러스는 각 종속에 한정되어 있었다. 하지만 이제 동물의 종을 뛰어넘어 바이러스의 이동이 일어나기 시작했다.

바이러스는 세균과 달리 유전자의 변이를 일으켜 생존을 위한 변이를 계속하게 된다. 바이러스도 생명체이기 때문에 숙주가 더 이상 자기가 살아갈 수 있는 적절한 환경을 제공하지 못하면 자신의 생존을 위해 새로운 숙주를 찾아 나선다.

환경오염과 생태계 파괴는 앞으로도 더 많은 동물들 간의 새로운 바이러스 출현과 이동을 예고하고 있다. 새로운 바이러스들은 인간에게 병원성이 높아 저항력이 없고, 사람들 사이에 해마다 유행하는 독감 바이러스의 감염보다 더 위험할 수 있다.

광우병은 초식동물인 소가 면양과 같은 동물 사료를 먹고 뇌가 스펀지처럼 구멍이 숭숭 뚫려 신경 장애를 일으키며 미쳐가는 병을 말하는데, 광우병에 감염된 고기를 먹은 사람 또한 크로이츠펠트야콥병이라고 하는 인간 광우병에 걸리게 되어 비슷한 증상을 나타낸다.

동물들이 제가 먹어야 할 것을 먹지 못하고 제대로 살아갈 수 있는 적절한 환경이 파괴되면서 이런 상황을 만들어버린 인간들의 이기심과 욕심을 향해 온몸으로 항변하고 있다.

앞으로 우리가 살아가야 하는 21세기는 바이러스들이 퍼붓는 분노와 저주의 한복판에서 심한 공포감을 느끼며 살아가야 하는 시간들인지도 모른다. 이렇게 역병과도 같은 새로운 질병의 출현이라고 하는 것은 부메랑이 되어 돌아오는 인간이 뿌린 씨앗이다.

뿌린 대로 거둔다는 이치에 따라 더 많은 질병을 예견하며 생명체가 살아갈 수 없는 환경이 되어버린다는 것은 자연의 일부이며 한 생명체로 살아가는 한 인간의 삶마저도 위협하고 있음을 의미한다.

여기에 현대인의 면역력 저하라고 하는 것은 모든 일들을 재촉하거나 앞당길 수 있음을 예고한다. 현대인의 면역력 저하의 가장 대표적인 원인 중 하나는 식생활의 변화와 식탁 안전의 위협일 것이다.

그런데 지금 우리는 옛날과 아주 다른 음식을 먹고 있으면서도 거기에 커다란 문제가 있다고 생각하지 않는다.

농약을 주며 통통하게 키운 콩나물을 '그놈, 잘 키웠다' 이야기하고, 초식동물인 소가 당연히 풀을 먹고 만들어낸 살덩어리를 '질기고 풋내가 난다'고 이야기하며, 곡물과 동물 사료를 먹이고 성장 호르몬제와 항생제가 넘쳐나는 그 고기가 '연하고 부드러우며 더할 나위 없이 맛있다'고 말하고 있다.

농약과 화학비료를 잔뜩 주어 키운 채소, 과일은 그 안의 영양이 얼마나 형편없는지, 그 안의 중금속과 화학물질이 얼마나 위험한지에 대해서는 아랑곳하지 않고 더 크고 더 맛있고 더 탐스럽고 더 보기 좋다는 이야기만 하고 있다.

우리는 긴 세월 동안 거친 곡식과 채식 위주의 식사를 하며 그런 음식에 적응되어왔고 우리 몸은 그런 음식을 원한다는 메시지를 보내고 있다. 하지만 이밥에 고깃국이라는 양반 문화와 빵과 스테이크라는 서구적 식문화에 대한 막연한 동경 때문에 그 메시지는 읽혀지지 않고 있다.

분명한 것은 예전과 다른 새로운 음식의 탄생과 낯선 음식의 섭취라고 하는 것은 곧 면역 기능의 혹사로 이어진다는 사실이다.

식품 안전이라고 하는 것에 대해 일반적으로 사람들은 세균과 미생물의 감염을 막아 집단 식중독의 발생을 막는 것 정도로 이해하고 있다. 그러나 이것만이 일차적이거나 근본적이라고는 할 수 없는데, 그것은 우리가 항상 미생물과 더불어 살고 있으며 병원성을 가진 미생물에 대해서는 우리의 면역 체계가 작동하고 있기 때문이다.

현대인의 바쁜 삶 속에서 효율과 편리를 지상 과제로 한 인스턴트, 가공식품의 사용이 증가하고 외식 문화가 급증하면서 식품의 대량 생산, 대량 가공, 대량 유통, 대량 조리 과정 중에 발생하는 것이 대형 식품 사고들이다.

집단 식중독의 발생과 식품의 안전을 위협하는 대형 식품 사고들은 얼마든지 의식의 전환과 노력을 통해 예방해나갈 수 있는 문제이다.

여기에는 우리가 풀어야 할 두 가지의 숙제가 있다. 한 가지는 식품 안전에 대한 사고의 확장이며, 다른 하나는 규모적 사고의 필요이다.

식품 안전은 더 이상 세균 감염의 측면에서 관리, 감독 차원의 문제로 끝나서는 안 된다. 농약과 화학비료의 사용을 제한한 상품의 표시제와 잔류 농약 검사제의 도입이 필요하다.

유전자가 조작될 가능성이 가장 높은 콩이나 옥수수, 감자와 같은 식품의 자급률이 가장 낮은 상황에서 유전자 조작 식품을 사용한 가공식품까지 완전 표시제를 실시하는 것도 포함해야 한다.

식품의 대량 유통과 가공 과정 중에 사용되고 있는 향료, 색소, 방부제, 화학조미료 등 식품첨가물 사용의 완전 표시제와 식품 속의 환경호르몬과 중금속 검사 등을 통해 보다 넓은 의미의 식품 안전을 이루어내야 한다.

이런 모든 것이 가능하기 위해 지금 우리에게 요구되는 것은 큰 것이 좋고 아름답다는 생각과 무조건 생산과 효율성만을 강조하는 방식에 대한 대대적인 의식의 전환이다.

자연이라고 하는 것은 큰 것도 있고 작은 것도 있고 힘이 센 것도 있고 그렇지 않은 것도 있듯이 다양하게 자신의 생명력을 발현하고 있다.

모든 생명의 발현이라고 하는 것은 어린 싹이 땅을 뚫고 나오듯 작고 여리면서도 생명력을 가지고 있다. 모든 것은 그것을 키워내기 위해 서로 보살피는 마음을 내는 것으로부터 시작한다. 인간을 비롯한 모든 생명체는 그렇게 키워지며 그렇게 모든 생명체가 어우러져 살아가는 것이 자연의 이치이다. 이것이 우리 사회의 미덕이 되어야 한다.

음식을 먹는다는 것을 우리는 개인적 차원의 문제라고 생각하지만 그것은 미래 세대를 위한 교육적 차원의 문제이며, 과거와 현재와 미래로 우리의 삶을 존재하게 하고 이어주는 하나의 사회적·문화적 사슬 차원의 문제이다.

이제부터 우리는 사람을 포함한 모든 자연의 생명체들과의 관계에 대한 생각들을 새롭게 정리해야 하며, 음식과 관련해 나와 음식, 음식과 사회, 음식과 자연이라는 폭넓은 관심과 이해를 갖기 위해 노력해야 한다.

이 지구는 세계의 80%에 해당하는 에너지와 자원을 사용하고 있는 20%의 인류에 의해 여러 문제가 발생하고 악화되고 있다. 이제 많이 먹고 많이 쓰고 많이 만들고 많이 버리는 현대인의 삶의 방식은 개발과 발전의 논리, 경쟁과 생존의 전략 속에서 벗어나 상생과 공존과 평화의 시대로 가기 위해 재점검되어야 한다.

우리의 삶은 서로 떨어져 존재하지 않으며 온 세계의 안전과 평화 속에 나의 안전과 평화가 있고 행복이 있다. 내가 누리고 있는 특권은 지구 저편의 누군가의 고통과 그들의 삶과 연결되어 있는 것이다.

누군가의 희생을 통한 행복이라고 하는 것은 근원적이지 않으며 결코 오랜 시간 동안 지속될 수 있는 것이 아니다. 우리의 건강과 안전의 보장 또한 자연의 이치에 따라 세상의 생명체와 더불어 살고 존재하는 방식을 배워갈 때만이 가능한 일이다.

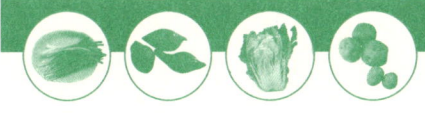

# 오염의 시대, 불안의 시대, 무엇을 어떻게 먹을 것인가

식생활에 조금이라도 관심을 가지게 되면 누구든지 쉽게 하는 이야기가 '그렇게 가리게 되면 먹을 것이 없다'는 말이다. 요즘은 안전한 식품을 찾을 수가 없다. 그렇다면 우리는 위험천만한 먹을거리들 속에서 희망이 전혀 없는 것일까.

식생활은 하나의 문화이다. 한 시대의 문화는 그 시대 사람들의 지식과 의식 수준을 반영한다. 또 한 시대의 문화에는 유유히 흘러 전해지는 민족의 역사와 조상의 지혜가 그대로 담겨 있다.

우리는 음식을 대할 때 음식에 담겨 있는 문화적 의미와 정신, 역사성, 한 시대의 정치적 배경들을 이해하며 좀 더 수준 있는 담론들을 주고받을 필요가 있다.

하지만 이 모든 뒷이야기들을 불가능하게 하는 **빠른 식생활의 변화와 식품 재벌들의 상업적 논리** 속에 식품에 대한 불안감, 위기감은 날로 커지고 있다.

홍수가 나면 마실 물이 없듯이 정보의 바다 속에 살고 있는 현대인에게 지식과 정보라는 것은 더 가중된 위기감만 가져다주고 있는 실정이다.

식품 안전에 대한 사회적 감수성 또한 아주 낮다. 농약과 화학비료에 대한 문제를 지적하면서도 식량의 대량생산과 기아 해결의 논리를 들어 화학농법을 정당화한다. 가공식품의 화학 첨가물들의 유해성을 말하면서도 스피드와 경쟁의 시대에 가공식품의 편리성을 들어 가공식품이 일반화되는 경향을 묵인한다.

안전한 먹을거리에 대한 논의 중에 가장 먼저 언급되는 것이 유기농산물의 사용일 것이다. 유기 재배 농산물들은 농약이나 화학비료와 같은 화학물질로부터 안전할 뿐만 아니라 생리 활성을 갖는 영양물질의 함량이 풍부하다.

하지만 유기적·자연적 재배에 의한 농산물의 생산량이 국내 농산물 생산량의 1%에도 못 미치는 상황이라 국민 모두의 실질적 대안이 되지 못하고 있다.

그런 가운데 농약을 최소화시키는 방법들이 정보화되고 있다. 농산물의 농약을 최소화시키는 방법으로는 껍질을 두껍게 벗겨 버리기, 식초와 소금물에 담가 두기, **빡빡** 씻어 먹기 등이 있다.

그러나 이런 과정의 전후를 거친 농약의 제거와 잔존하는 양의 비교가 과학적으로 검증되고 있지 못한 상태에서 신빙성과 설득력을 갖추기는 어려운 형편이다.

더군다나 현재 수확 직전에 사용되고 있는 지용성 농약과 코팅제들은 그대로 남아 뜨거운 물과 세제가 아니고는 잘 제거되지 않는 것도 있다. 그리고 농약은 농산물의 껍질에만 있는 것이 아니라 그 안에서도 검출된다.

우리는 현재 환경오염의 시대를 살아가고 있다. 먹고 마시고 숨 쉬는 동안 한순간도 화학물질, 오염물질에서 벗어나서 살아갈 수 없을 정도가 되어버렸다. 결국 건강이라고 하는 것은 얼마만큼의 화학물질을 허용하고 그것을 해독하는 능력을 가지고 있느냐에 달려 있다고 해도 과언이 아닐 것이다.

외부 환경적 요인을 바꾸는 일은 나를 바꾸는 일보다 어렵고 요원하다. 외부의 오염물질들을 피해가는 것이 개인의 선택에 따른 문제로 비추어지기도 하지만 오염의 수준은 이미 심각한 수준으로 사회적 문제가 되어버렸다.

이 모두가 피해갈 수 없는 일이지만 우리가 지금 할 수 있는 일들을 우선적으로 찾는다면, 그것은 자연계의 모든 생명체가 환경에 적응하듯이 환경에 적응하고 이겨낼 수 있는 능력을 키우고, 오염물질을 양산하는 사회구조적 문제를 함께 인식하고 세상을 바꾸는 일에 함께하는 것이다.

지금 우리는 오염물질의 생산을 줄이고 섭취 허용량을 최대한 줄여가며 오염물질에 대한 저항력을 높이는 방향에 대해 고려해야 한다.

그것은 첫째, 채식 문화에서 찾을 수 있다. 농약이나 환경호르몬, 화학비료 등 모든 화학물질은 먹이사슬을 따라 먹이사슬의 윗 단계에 있는 생물체에게 더 많이 농축된다. 곡류와 채소의 농약보다 육류와 달걀과 우유에 오염물질이 더 집약적이다.

일차 농산물의 오염을 문제 삼는 것은 채식 문화의 폄하와 육식 위주의 서구적 식생활에 대한 동경, 이를 가능케 하는 다국적 식품 재벌들의 상업 논리에서 비롯된다.

당연히 곡류와 채식 위주의 식사는 육식 위주의 서구적 식사보다 안전하다. 먹는 것은 먹이사슬에서 가장 멀리 떨어져 있는 것을 먹었을 때 가장 안전하다고 할 수 있다.

둘째는 일물 전체식이다. 곡류의 껍질과 채소 및 과일의 껍질에는 오염물질을 흡착해서 제거하는 섬유질, 해독 기능과 생리 활성을 가지고 있는 비타민, 미네랄, 바이오플라보노이드와 같은 영양 성분들이 들어 있다.

농약을 친 현미를 섭취했을 때와 백미를 먹었을 때를 비교해보면 체내 잔존하는 농약의 양은 현미가 훨씬 적다. 자연 상태의 도정하지 않은 곡식인 현미에는 중금속과 화학물질들을 흡착해서 배설하는 능력이 함께 있기 때문이다.

곡식의 씨눈과 껍질, 채소의 억세고 질긴 부분, 과일의 씨와 껍질에는 신체의 생리 활성과 해독 기능을 돕는 미량 영양소들과 노폐물과 화학물질들의 배설을 촉진하는 섬유질들이 함께 들어 있다.

우리에게 필요한 것은 씨눈과 껍질이 있는 통곡의 식사와 뿌리와 줄기와 잎 등을 모두 먹을 수 있는 일물 전체식이다. 있는 그대로의 먹을거리, 자연스런 먹을거리를 먹고 자연스럽게 사는 것은 더 이상 미룰 수 없는 생태적 삶의 시작이다.

셋째는 규모적 사고이다. 적게 먹고 적게 쓰는 것은 이제 개인의 취향이나 기호가 아닌 우리 삶의 절박한 선택의 문제가 되어버렸다.

'피해갈 수 없는 오염의 시대에 무엇을 선택하느냐' 하는 것은 개인의 문제일 수 있지만 껍질을 벗기고 먹든, 그냥 먹든, 유기농법으로 재배된 것을 먹든, 화학농법으로 재배한 것을 먹든, 적게 먹는 것만이 살 길임은 틀림없는 이치이다.

좋은 것 많이 먹는다고 해서 병이 다 낫는 것도 아니며 나쁜 것이라고 해도 조금씩 먹으면 당장 큰 피해는 없다. 단순하고 소박하게 차려진 밥상과 소식은 신체의 기능을 보호하며 최상의 조건을 유지할 수 있게 하는 첫 번째 방법이다.

인체는 균형과 조화를 이루고 항상 변화하고 있는 유기적 생명체로 일정한 생명주기를 가지고 있다. 특정 음식을 즐기거나 좋아한다는 것은 균형과 조화를 깨뜨리는 일로 자랑할 만한 일이 못 된다. 그런 대가로 발생하는 건강에 대한 위협이나 질병으로 힘든 시간들을 보내게 될 수도 있다.

넷째는 우리 몸은 자연이고 환경이며 우리 몸에는 다른 생명체들처럼 생명력, 자연 치유력이 있다는 사실을 믿는 것이다. 인간은 외부 환경과 지속적인 관계를 맺으며 살아가기 때문에 환경의 파괴는 곧 자신의 죽음을 의미한다.

생명체에는 내부 환경이라는 것이 있는데 이것은 호르몬의 분비와 자율신경의 조절에 의해서 이루어진다. 내부 환경에 가장 큰 영향을 미치는 것은 마음이다. 신체는 마음 하나에 달려 있다고 해도 지나치지 않다. 어떤 심리적 상태를 유지하느냐에 따라 몸은 바로 그렇게 반응하게 된다.

욕심과 분노는 스트레스 호르몬의 분비와 자율신경의 긴장을 낳고 만족과 여유, 감사와 베풂과 나눔의 마음은 신체의 이완과 치유의 희망을 가져온다. 욕심과 분노는 삶의 위기감 속에 나타나는 감정으로 신체의 대사, 해독 기능 모두를 저하시킨다.

생명을 가진 모든 존재에는 살려고 하는 생명력이 있다. 씨앗을 심으면 싹이 나고 줄기가 자라고 꽃이 피며 열매를 맺듯이 내 몸의 생명력은 언제나 치유의 희망을 잃지 않고 있음을 믿는 것은 오염의 시대, 불안과 위기감의 시대를 살아가는 우리의 신념과 자세이어야 한다. 생명력과 치유에 대한 믿음은 오직 자연의 심성을 따라 배우는 일 가운데에 있다.

음식을 먹는다는 것은 생명을 다루는 일이며 우리의 생명력을 기르는 일이다. 생명을 대하는 마음은 한없이 여리고 부드러우며 거칠지 않다. 끝없는 베풂과 보살핌의 마음으로 자신을, 생명을 돌보는 이상 불안과 두려움은 없다.

  적게 먹고 적게 쓰며 작은 것에 감사하고 행복할 줄 아는 마음은 지금 이 순간 기적 같은 우리의 삶을 노래하게 한다. 현재에 만족하고 감사의 노래를 부르는 사람에게는 더 이상의 불안감이 존재하지 않는다.

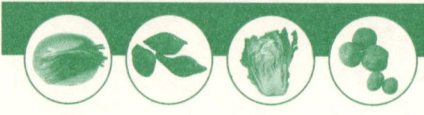

# 부족의 논리와 현대인의 결핍증

사람들은 흔히 '밥은 영양가가 없다. 그러니까 고기도 먹고 반찬도 많이 먹고 우유도 마셔야 하고 더 많은 영양가 있는 음식들을 먹어야 한다'고 생각한다. 또한 사람들은 밥상머리 앞에서 내가 먹고 있는 밥상이 완벽한지, 내가 잘하고 있는지를 늘 신경쓴다.

영양이 부족한 밥을 먹고 있는 사람은 당연히 부족한 사람이 될 수밖에 없을 것이다. 씨눈도, 껍질도 모두 벗겨버린 상태의 도정한 새하얀 쌀을 먹고 자란 아이들과 그런 밥을 최고의 밥으로 즐기는 사람들은 당연히 영양이 부족할 수 있다.

하지만 매일 맞이하는 밥상 앞에서 밥에는 영양가가 없고 내가 지금 먹고 있는 것은 무언가 부족할지도 모른다는 생각을 하다 보면 더욱더 자신을 부족한 사람으로 만들 수 있다.

내가 무언가 부족한 밥을 먹고 살고 있다는 생각이 나를 더욱 부족하고 초라한 존재로 만들어버린다. 우리의 생각과 마음은 시간이 갈수록 더 많이 부족의 논리에 의해 지배되어 만족감은 줄어들고 결핍증은 날로 심해져 결핍을 채우기 위한 모든 행위는 잠시도 우리의 삶을 있는 그대로, 지금 여기에 머물게 하지 않는다.

영양뿐만 아니라 마음 한구석도 딱히 채워지지 않는 온갖 결핍증으로 몸살을 앓는다. 이런 일상적 결핍증은 더 큰 물질적·정신적 풍요를 동경하게 되며 현실에 대한 어떤 만족감도 가질 수 없게 되어 감사의 마음을 잃게 한다.

감사의 마음을 가질 수 없다는 것은 현대 사회를 살아가는 사람들의 가장 큰 불행일 것이다. 감사하는 마음 없이는 기쁨도, 평화도, 행복도 없다고 했다.

밥상머리에서 아이에게 '밥에는 영양가가 없다'고 말하며 그러한 생각을 심어주는 것은 곧 그런 밥을 먹고 사는 너는 부족한 존재라는 생각을 뇌의 깊숙한 곳에 각인시키는 것과 같다.

영양이 부족한 밥을 먹는 아이, 그래서 너는 부족한 존재라고 각인된 아이는 무언가 채워지지 않는 자신의 삶이 온전하게 느껴지지 않으며 사랑으로 충만하지도 않고 항상 불안감과 결핍증에 휩싸인다.

부족한 나는 항상 무언가로 채우고 싶다. 그것이 비행이든, 폭력이든 그 세계에서 인정받고 무엇이든 채울 수 있고 얻는 것이 있다면 적어도 나에게는 그 삶이 정당화된다.

아이들도 비행과 폭력이 나쁘다는 것을 잘 알고 있다. 그것은 몰라서 하는 일이 아니다. 비행을 저지르지 않는다고 할지라도 아이는 자신의 부족함을 채우고 결핍증을 해소하기 위해 다른 사람의 고통도, 아픔도 아랑곳없이 오로지 자신만을 위해 앞만 보고 달려간다.

부모는 무심코 밥상 앞에서 밥에는 영양가가 없다고, 항상 무언가를 더 먹어야 한다고 말했을지 모르지만, 그 말을 반복해서 듣는 아이들은 자신에게 문제가 있음을 감지하게 되고 자신의 생명력을 의심하게 된다.

생명력은 그 자체로 귀한 것이다. 생명력은 스스로 성장하고 발전할 수 있는 귀한 본성을 말한다. 그 본성을 부정당한 아이는 살고 싶지 않거나 아니면 어디서든가 자신의 생명력을 되찾고 싶어 한다.

살고 싶지 않은 아이는 치료되지 않는 난치성 질병을 앓으며 부모에게 돌아올 수도 있다. 질병은 인정받고 싶고 사랑받고 싶은 또 다른 메시지이기도 하다.

살고 싶은 아이는 철저히 자기 자신만을 위해 노력하는 사람으로 성장하게 된다. 그 아이에게는 삶의 여유, 인간은 누군가를 돌보며 함께 살아간다는 근원적 여유가 없다.

어떤 아이든 주위 사람들을 돌보며 주위 사람들과 더불어 살아갈 여유가 없기는 마찬가지이다. 그것은 비행 청소년이 되든, 좋은 대학에 진학을 하든, 자신이 사랑하는 괜찮은 사람과 결혼을 하든 달라지지 않는다.

학벌도, 돈도, 명예도 모두 부질없이 느껴진다. 다만 그는 끝없는 경주를 하고 있을 뿐이다. 채워지지 않는 뭔가를 채우기 위해 다만 쉼 없이 달릴 뿐이다.

우리는 자기만 생각하는 이기적인 사람을 비난하지만 그 사람을 비난할 이유도, 비난할 권리도 우리에게는 주어져 있지 않다. 감히 누가 그를 비난할 수 있을까. 그는 채워지지 않는 가슴을 가진 사람이고 무언가 자신의 귀한 생명력을 인정받지 못한 상처 받은 외로운 영혼일 뿐이다.

지금 먹고 있는 밥에 영양가가 없다고 말하고 있는 부모는 아이를 위해 더 많은 영양을 찾아, 더 좋은 것을 찾아 헤맨다. 항상 지금 하고 있는 것은 부족하고 모자라는 것이고 엄마는 더 많은 것을 채우기 위해 노력해야 하기 때문에 늘 걱정 속에 있고 마음이 편치 못하다.

엄마들은 밥상에 영양을 모두 채우지 못했다는 불안감은 갈수록 늘어나고 가족 중에 한 사람이 덜컥 병이라도 나면 '내가 무엇을 잘못했나?' 하는 죄책감을 먼저 갖게 된다.

이런 생각들은 단순히 엄마들의 머릿속에만 머물지 않는다. 엄마들의 불안과 초조라고 하는 부정적인 에너지는 온 집 안에 퍼져 아이들의 성장과 남편의 앞날에도 영향을 미쳐 긍정적인 에너지의 성장을 방해한다.

사랑을 받은 사람, 인정을 받은 사람은 어디서도 자신의 생명력이 발휘되는 것을 의심하거나 두려워하지 않는다.

음식은 영양을 보충하는 수단만이 아니다. 하지만 지금 엄마들은 음식을 대할 때 아이들의 성장과 남편의 건강을 지키기 위한 수단 정도로만 이해하고 있다.

옛날 어른들은 아침에 먹다 남은 음식을 저녁에 또다시 담아낼 때에도 참기름 한 방울 더 치고 다시 한 번 조몰락거려 새 접시에 올렸다.

그런데 요즘 엄마들은 밀폐 용기에 음식을 잔뜩 해놓고 냉장고 안으로, 식탁 위로 넣었다, 뺐었다 하며 그대로 상차림을 한다. 그런 음식은 맛이 있을 리 없고 그런 음식을 엄마와 아내의 정성과 사랑이라고 느낀다는 것도 만무하다.

음식에는 엄마와 아이가, 아내와 남편이, 사람과 자연이 커뮤니케이션하는 기능이 있다.

음식은 손끝 맛이라고 했고 아이는 엄마의 입김으로 큰다고 했다. 음식은 음식을 해준 사람의 정성과 사랑을 담고 있다. 국적 불명의 음식을 먹고 누가 만들었는지도 모르는 음식을 먹고 자란 아이들이 과연 가족에 대한 소속감을 가지고 사랑이 충만한 존재, 부족하지 않으며 있는 그대로 귀한 존재로 스스로를 생각하며 커갈 수 있겠는가.

요즘 젊은 주부들은 아침에 일찍 일어날 수도 없는 체력을 가지고 있지만 이불 속에서 남편의 출근을 지켜보는 대가는 사뭇 클 수 있다. 아침밥을 먹지 않고 가는 남편은 기운이 빠질 뿐만 아니라 누군가의 특별한 지지를 받고 있다는 유대감의 결핍으로 차츰 어깨가 처져갈 것이다.

　음식에는 이렇게 사람과 사람, 사람과 자연이 서로에 대한 애정과 감사의 마음을 전하는 장치가 있다. 집에서 엄마가 해준 음식을 먹고 자란 아이는, 누군가의 정성 어린 음식을 먹고 사는 사람은 정서적으로 안정이 되어 있다.

　음식을 통한 사랑의 결핍은 성장 후 식생활의 문제를 극복하는 데 참으로 많은 어려움을 느끼게 한다. 극단적으로 폭식을 하거나 섭식장애를 앓고 있는 대부분의 경우가 성장기의 식생활과 식습관에 상당한 문제를 가지고 있다.

　부모의 사랑과 인정을 받지 못하거나 귀한 존재로 대접을 받지 못하고 자란 아이들은 자신의 불안을 음식을 먹으며 감추려 하거나 또는 자신에게 많은 음식을 주며 자신도 사랑받고 있는 존재라고 말하고 싶어 한다.

　충분한 사랑을 받지 못하고 자란 아이들이 커서 폭식할 위험은 상당히 크다. 폭식을 하면서 음식을 사랑이라 생각하게 된다. 스트레스를 받았을 때 더 많은 음식과 단것에 대한 욕구를 느끼는 것은 몸 안에서 세로토닌이라고 하는 신경을 안정시키는 물질을 만드는 과정에서 비롯된다. 이런 생리적 이유로 더 많은 음식을 갈망하게 된다.

　사람들은 자신의 부족함을 채우기 위해 더 맛있는 음식을 찾아다니고 더 풍요로운 삶을 동경하며 살아갈 수도 있다. 아무리 자연식을 해도 음식에 대한 욕구가 좀처럼 사라지지 않는 것은 과거의 밥상에 대한 기억으로부터 자유롭지 않고 일상적인 삶을 통한 애정과 유대감의 결핍이 아직도 채워지지 않았기 때문이다.

전후 세대들이 아직도 이밥에 고깃국을 버리지 못하는 것은 음식에 한이 맺혀 있기 때문이다. 지금의 30대들은 인스턴트, 가공식품을 먹고 자란 세대이기는 하지만 서양 요리와 퓨전 요리에 대한 집착이 날로 커지는 것 또한 그런 새로운 음식들을 풍족하게 먹지 못했거나 밥상머리 앞에서 부모가 만들어준 음식에서 소외된 세대들이기 때문이다.

지금의 30대들은 달콤한 생크림 케이크의 기억을 잊을 수 없지만 지금 자라나는 아이들에게는 케이크라는 음식 또한 너무나 평범하고 흔한 것이기 때문에 있어도 잘 먹지 않는다.

문제는 우리가 음식을 통해 한의 문화를 배웠다는 것이다. 밥상머리 앞에서 음식에 대한 감사하는 마음보다 부족하고 모자란 밥상이라는 한 맺힌 생각들을 키워온 것이다.

음식과 삶을 통해 충분한 사랑을 느끼지 못한 사람들은 좋은 대학에 진학을 해도, 괜찮다는 결혼을 해도 사랑을 찾아 방황을 한다. 이 남자를 만나도, 저 남자를 만나도, 이 여자를 만나도, 저 여자를 만나도 허전한 마음은 채울 수가 없는 것이다.

부족한 밥상이라고 미안해 하며 또는 정성 없이 차려진 밥상을 맞이하며, 깊은 애정과 감사하는 마음의 양분으로 자라지 못한 사람들은 여성 편력과 남성 편력으로 나타날 가능성이 충분히 있다.

요즘 젊은 사람들은 개방적이기 때문에 이 사람, 저 사람 만나며 연애도 하고, 결혼도 한다. 또 쉽게 이혼하고 재혼도 쉽게 생각한다. 하지만 대다수의 40대들은 이혼과 재혼이라는 엄청난 삶의 소용돌이를 맞기보다는 이성 친구를 갖기 원한다. 주위의 친구나 아는 사람이 "지조 없이 애인을 이리저리 바꾸고 다니냐" 혹은 "어떻게 바람 피울 수가 있냐"고 말할지 모르지만 드러나는 현상만을 보고 도덕과 윤리와 종교적 잣대를 들어 비난할 수 있는 일만은 아니다.

그들은 귀하고 소중한 생명으로 대접을 받아본 적도, 충분한 사랑의 양분을 먹어본 적도 없다. 이러한 개인의 다양한 성장 과정과 급변하는 사회 환경, 사람들에게 삶의 중심이 되어주는 공동체적인 가치의 부재, 현대 사회의 패스트푸드 문화 등은 인간 소외와 파편화를 가속화시켰다.

그들의 지친 영혼을 껴안아주지 않는다면, 비난과 독설이 아닌 사랑과 유대감과 친밀감으로 지친 영혼을 한껏 안아주지 않는다면 그들의 삶은 물론 그들과 크게 다르지 않는 우리의 삶 또한 평화롭지만은 않을 것이다.

우리는 이렇게 밥상머리 앞에 무시무시한 짓을 저지르고 있었던 것이다. '밥은 부족하다, 더 많은 영양이 있는 음식을 찾아라, 무엇은 몸에 좋고 무엇은 몸에 나쁘다' 라고 말하며 밥상 앞에 근거 없는 동경과 부질없는 한을 품게 했다.

맺힌 한이 없는 시간들, 늘 감사하고 늘 만족하는 마음을 갖는다는 것은 생명에 대한 경외다.

생명은 온전하다. 인간은 부족하지 않다. 인간은 결핍되어 있지 않다. 다만 결핍되어 있다고 생각할 뿐이다. 밥은 부족하지 않다. 도정하고 정제하지 않고 가공하지 않은 자연스런 음식에는 생명력이 있고 자연스런 밥상을 지켜가는 우리에게는 부족하지 않는 샘물 같은 생명력이 있다.

밥을 짓는 사람은 자연의 기운을 담고 자신의 정성과 마음을 담아 온 천지의 유대감을 키우는 위대한 일을 하고 있음을 깨달아야 할 때이다. 모든 천지 만물과 사람은, 또 사람과 사람은 모두 연관되어 살아간다. 어느 하나 홀로 존재하는 것은 없다.

우리는 밥을 통해, 밥상머리 앞의 마음가짐을 통해 사람과 사람이 진정으로 만나고 사람과 자연이 진정으로 다시 만난다. 밥상에서 너와 나의 존재가 소중하다는 것을 다시 확인하게 된다.

밥상머리는 밥과 자연의 소중함, 생명의 귀중함을 배우고 온 생명과 온 세상이 하나로 연결되어 있음을 알게 해주는 곳이다.

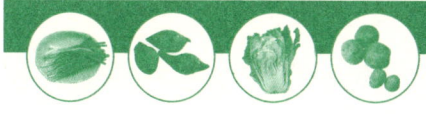

# 밀가루 대통령, 흰쌀밥 대통령

먹는다는 것은 단지 내가 먹고 싶은 것, 입에 맞는 것을 골라 먹는 것처럼 단순하지 않다. 한 사람이 음식을 먹는 행위는 사회적·문화적·정치적 배경을 전제로 하고 그것이 정상적이든, 변질되어 있든 개인의 절박한 생리적 원인들로 인해 일어나기 때문이다.

우리 조상들은 평생 쌀 서 말을 먹지 못했다고 한다. 그만큼 우리나라의 쌀농사라고 하는 것은 어렵고 수확이 쉽지 않았던 것이다. 그래서 우리 조상들은 기상 조건이 좋지 않아도 상당한 수확이 가능하고 흉년에 큰 도움이 될 수 있는 구황작물들을 심어왔다.

이런 작물들은 장마나 가뭄에 크게 영향을 받지 않고 땅이 썩 좋지 않아도 일정한 수확을 기대할 수 있기 때문에 조상들은 기근을 대비하는 차원에서 생육 기간이 짧은 조나 기장, 피, 수수, 고구마, 감자 등을 심었다. 그리고 이런 작물들은 주식으로서 톡톡히 자기 역할을 해왔다. 우리는 이런 음식들을 수천 년 동안 먹어왔던 것이다.

하지만 쌀과 고기는 흔한 것이 아니었기 때문에 왕과 양반들, 논이 많은 사람들은 흰쌀밥과 고깃국으로, 곡물과 식량으로 그들의 권력을 자랑했다. 이렇게 먹을거리들은 권력 있는 사람들에게 집중되는 것이었고, 많은 사람들은 배고픔에 허덕이며 생명을 유지하기 위한 본능적 욕구 이외에 음식을 통해 계층의 상승을 이루어내고 싶은 또 다른 욕구들을 가지고 살아가게 되었다.

어쩌면 현대인들은 고급 요리들을 즐겨 찾으며 그런 권력의 맛들을 보고 싶어 하는지도 모른다. 맛있는 집, 소문난 집, 새로 생긴 음식점들을 찾아다니는 미식의 여행은 더 이상 식도락가들만의 이야기가 아니고 부와 여유의 문화적 상징이 되어버린 지 오래다.

전통적 사회가 붕괴된 이후에 사람들은 돈을 벌어 더 좋은 쌀과 더 많은 고기를 사기 위해 노력했다. 민심을 안정시키기 위해 박정희 정권은 밀가루 대통령이라는 이름이 붙을 정도로 부족한 식량을 대신하기 위해 밀가루 음식과 분식을 권장하게 되었고, 품질 개량을 통해 다수확 품종인 통일벼를 심었으며, 화학농법을 불사하면서까지 쌀 생산량의 확보에 주력하게 되었다.

또한 농가의 조정을 통해 축산과 낙농을 장려하고 더 많은 고기와 우유 생산에 돌입하게 되었다. 1970년대의 녹색혁명은 유기농법, 자연농법을 고집스레 지키고자 했던 사람들이 정부의 정책에 반한다 하여 빨갱이 취급을 받은 가슴 아픈 역사로 남아 있다.

먹는다는 것이 얼마나 엄청난 정치적 배경을 뒤로 하고 있는지 아는 것은 참으로 중요하다. 그 당시 우리나라에서는 밀가루를 먹으면 미국 사람처럼 키가 클 수 있다고 떠들어댔다. 제2차 세계대전에서 패망한 일본 역시 미국의 경제 발전을 따라잡기 위해 정부 차원에서 식생활 개선을 주도했는데, 그들은 밀가루를 먹으면 머리카락이 금발이 된다고 선전했다고 한다.

정치적 속셈과 함께 일어난 우리 사회의 농업 정책과 식생활의 변화로 우리의 식탁은 아주 부드럽게 도정되고 정제된 흰쌀밥을 마냥 먹을 수 있게 되었고, 한쪽에서는 넘칠 대로 넘치고 흔할 대로 흔해서 먹기 싫은 밥이 되어버렸으며, 온통 수입 밀가루로 만든 빵과 과자, 라면 등 밀가루 음식의 천국이 되어버리고 만 것이다.

이제 고기의 수요는 넘쳐나서 수입에 의존하지 않고는 충당할 수 없는 형편이다. 이렇게 많은 사람들에게 흰쌀밥과 고기를 먹고 싶을 때마다 충분히 먹게 해준 역대의 대통령들을 우리는 '흰쌀밥 대통령', '고기 대통령'으로 불러야 하지 않을까 싶다.

인류가 농경 사회로 접어든 1만 년 전부터 일관되게 먹어왔던 가장 주된 식량은 거친 곡식들이었다. 수렵과 채취를 하며 살았던 시대에는 기아가 없었고, 농경 사회로 들어선 이후 적은 양의 식량으로 많은 사람들이 함께 살아갈 수 있게 해준 것도 곡류와 채식 중심의 식사 문화였다.

하지만 산업혁명 이후 100여 년을 갓 넘은 역사 속에 곡식의 도정, 정제 기술이 발달하면서 곡식을 더 하얗고 부드럽고 먹기 편하게 만들기 시작했다. 엄청난 양의 곡식들은 깎여 버려졌다.

우리나라의 경우 근 20년 동안 곡식의 도정률은 10분도를 넘기고 있다. 오로지 하얗고 부드럽게 먹겠다는 일념으로 깎고 또 깎는 것이다. 우리는 지금 수천 년 동안 먹어왔던 음식과는 아주 다른 것을 먹고 있는 셈이다. 그나마 조나 기장과 같은 곡식은 아무리 도정을 하려고 해도 2, 3분도를 넘지 못하고, 보리는 도정을 해도 가운데 옴팍하게 파진 선 속에 영양과 섬유질 성분을 보존할 수 있다.

우리의 식생활은 너무나 갑작스런 변화와 충격 속에 빠져 있다. 거친 음식에 적응되어왔던 우리 몸은 빠르게 소화, 흡수되는 정제된 음식들과 너무 많은 동물성 단백질의 섭취로 인해 대혼란을 맞고 있는 것이다.

하지만 우리 몸의 진화 속도는 그렇게 빠르지 않다. 인류가 수천, 수만 년의 세월에 걸쳐 진화해온 것에 비해 지금 우리가 겪고 있는 식생활의 변화라고 하는 것은 눈 깜짝할 사이에 일어나고 있다.

우리는 억겁의 세월과 생명의 윤회 속에 살면서도 지금 이 순간만이 존재하고 영원할 것이며 모든 일이 나를 중심으로 돌아가고 있는 것 같은 착각 속에 살고 있다.

지금 먹고 있는 음식이 내일의 나를 어떻게 만들어갈 것인가에는 관심이 없었다. 우리에게 먹는 것은 단지 하루를 연명하게 하는 수단 그 이상이 아니었다. 몸과 음식, 마음과 음식, 음식과 사회, 음식과 자연이라는 일련의 관계들을 애써 무시하고 무지함을 자랑하며 음식을 먹어 왔던 것이다.

지금 내가 먹고 싶은 것들은 내 몸이 원하는 것이 아니다. 하지만 안타깝게도 이 사회는 내가 먹을 것을 내 손으로 구하고 농사지어 먹지 않는 한 먹고 싶은 것을 자기 스스로 선택할 수 있는 자유도 주어져 있지 않다.

현대인들이 맛있게 먹고 있다는 것은 사회가 강요하는 관념과 의식들, 누군가의 전략과 그들이 깔아준 멍석 위에서 춤추는 광대의 행위와 다르지 않다.

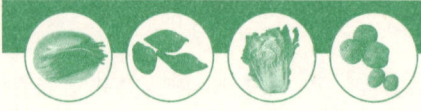

# 건강, 때론 외면하고
# 때론 집착하고

최근 '식탁 위의 녹색혁명'이라 불리는 자연식 열풍이 불면서 현대 의학으로도 치료되지 않는 질병을 앓고 있는 많은 사람들에게 자연식이 큰 관심과 호응을 얻고 있다.

대부분의 사람들은 밥과 식생활 전반에 관한 것들을 개인적인 차원의 것으로 치부해왔다. "밥은 입에 맞는 것으로 한 끼니를 때우면 되는 게 아니냐"라고 말하기도 하고, "먹다 죽은 귀신은 때깔도 좋다는데……" 하며 굳이 머리 아프게 알려 하지 않았다.

이런 생각을 하게 된 저변에는 이제 잘 먹게 되었고 먹는 것 때문에 고통스러웠던 배고픈 시절은 지났다는 풍요로운 생활에 대한 자족 때문일 것이다.

이렇게 우리는 내 몸을 만드는 재료가 되고 내 몸을 움직이게 해주는 연료가 되는 것에 대해 제대로 알려 하지 않았다. 식생활에 대한 우리의 자세가 무관심과 외면으로 일관해왔던 것은, 먹는 것은 개인적으로 알아서 할 문제이고 개인의 문제를 들먹이는 것은 사생활의 침해 정도로 이해하거나 먹을 것을 가리는 것은 좀스러운 범부의 행동처럼 생각했기 때문이다.

이러한 가운데 환경의 파괴와 식품 가공 기술의 발달, 전통적 식생활의 붕괴가 현재 급증하고 있는 만성, 난치성 질환의 가장 주요한 원인으로 이해되면서 먹고 사는 문제가 더 이상 개인적인 것이 아닌 우리 모두의 노력이 필요한 일이 되어 식생활에 관한 무시와 외면을 극복하게 된 것은 아주 바람직한 현상이다.

건강은 가치 피라미드에서 가장 상단을 차지하고 있으며, 건강을 잃으면 모든 것을 다 잃는다는 이야기가 있을 정도로 노령화 시대에 들어서면서 건강에 관한 관심은 날로 커지고 있다.

특히 아이들에게 아토피성 피부염이나 천식과 비염 등 낫지 않는 질환들이 급증하기 시작하면서 성장 시기와 맞물려 있는 아이를 키우는 부모들에게 식생활과 영양에 대한 관심이 무척 높아졌다.

엄마들도 먹고 싶지 않은 현미 잡곡밥과 채식 위주의 식사로 대변되는 자연식이 이제는 아이들의 건강을 위해 반드시 해야 하는 숙제가 되고 만 것이다. 엄마들은 여전히 자연식을 건강을 이루기 위한 수단이나 방법 정도로 이해하고 있다.

자연식이란 제대로 된 먹을거리를, 되도록 자연에 가까운 상태로, 있는 그대로 먹는 것이다. 현대인은 옷도, 머리도, 인테리어도 인위적인 것보다 자연스러운 것을 더 좋아하지만 인위적인 음식, 가공된 음식에 대해서는 먹는 것의 즐거움과 편리함을 이유로 크게 문제 삼지 않는다.

자연적이라고 하는 것은 자체의 생명력이 있어 성장과 발전을 할 수 있는 것을 말한다. 변화와 관계를 맺어가는 만물의 이치를 설명하고 있는 것이다. 자연적인 것이 좋다는 것은 자연의 이치를 인정하겠다는 것이고 있는 그대로의 상태가 좋다는 것이다.

자연식이 우리에게 필요한 이유는 우리의 삶을 있는 그대로 이해하고 인간의 생명력의 성장과 발전을 돕기 위해 해야 할 첫 과제이기 때문이다. 괴로움의 원천이 무명(無明)에 있듯 건강하지 못해서, 질병이 있어서 괴로운 이유 또한 몸과 음식과 질병에 대한 무지(無知)에서 비롯된 것이다.

모든 만물이 수단이 될 수 없듯 자연식이라는 것이 건강만을 위한 수단이 되어서는 안 된다. 건강하고자 하는 지나친 욕심마저 내려놓지 못한다면 자연식은 한때의 유행으로 끝나버릴 것이고 우리는 끊임없이 건강을 장담하는 의사나 특효약이나 무슨무슨 요법들을 찾아다니게 될 것이다.

현대인의 완전한 삶에 대한 욕심은 건강한 몸과 마음을 이루고자 하는 노력 가운데에서도 양 극단을 오가고 있다. 한쪽에서는 철저한 외면과 무관심으로 일관하고, 또 다른 한쪽에서는 지나친 유난스러움과 집착으로 유기농과 자연식을 찾는다.

무관심한 것이 제대로 잘 몰라서 그런 거라면, 알면서도 매달리는 것도 지나친 집착으로 인하여 결국 아무것도 모르는 것과 같다.

다른 사람의 이야기가 잘 들리지 않거나 귀에 안 들어오는 이유가 자기 생각에 대한 집착과 욕심에서 비롯되는 것처럼, 가장 가까운 사람들을 우리가 가장 모르고 살아가는 것처럼, 현미경으로 세포를 보면 세포 안의 물질과 움직임 정도는 보일지 몰라도 몸이라고 하는 전체를 볼 수 없는 것처럼, 숲 속에 있으면 나무만 보이고 그 숲이 얼마나 근사한지 모르는 것처럼, 우리는 지금 자신이 알고 있는 건강에 관한 정보와 지식이 전부 '옳다' 라는 생각에 빠져 건강을 통한 궁극적인 행복과 평화로움에 이르지 못하고 있는 것이다.

우리는 질병에 걸리면 예고 없이 찾아온 불청객처럼 당황스러워하며 병을 원망한다. 하지만 원망과 후회가 생기는 일도, 건강에 대해 두려움과 걱정이 생기는 일도 모두 질병에 대한 몰이해와 내가 현재 무엇을 해야 하는지 모르기 때문이다.

인생의 모든 일이 인연을 따라 일어나듯, 질병도 반드시 지난날 자신의 삶 속에 질병을 일으킬 수밖에 없는 내부의 원인(原因)과 주위 환경의 외연(外緣)을 따라 발생한다.

그런데 우리는 어설픈 미래 지향적인 삶 속에서 모든 생각이 바깥을 향하고 숨 가쁘게 살다 보니까 내 몸에 병의 싹이 자라고 있는 것을 보지 못하고, 외부의 환경이 나에게 어떤 영향을 미치는지 생각하지 못하고 있다. 이렇듯 정신없이 살아가기 때문에 우리는 갑작스레 이유 없이 병이 찾아온 것처럼 생각하게 되는 것이다.

질병은 내가 살아온 삶의 결과이다. 잘못된 생활 습관이라는 원인이 있었기 때문에 지금의 질병이 있을 수밖에 없다는 인연의 법칙을 이해한다면 결과에 대해 원망할 이유가 없다. 질병을 통해 반성하라고 했다. 다만 우리에게 지금 필요한 것은 반성하고 되돌아보는 시간을 갖는 일이다.

다음으로 질병을 감사하라고 했다. 질병이라고 하는 것은 더 이상 이대로 방치하면 더 큰 위험에 빠지게 되니까 지금부터라도 조심하라고 몸이 말해주는 친절한 메시지이다.

우리 몸이 보내주는 메시지에 대해 정확히 이해하고 감사할 때 비로소 내가 지금 무엇을 해야 할지가 밝혀지게 된다. 자신의 잘못된 생활 습관을 하루하루 바꾸어나갈 때 건강이 점점 회복되어간다. 이렇게 바꾸면서 '언제 건강해질까' 하고 생각할 필요는 없다. 지금 내가 여기서 무엇을, 어떻게 해야 하는지를 과거의 잘못된 생활 습관의 반성을 통해 알게 되고 실천하면 되는 것이다.

그다음으로 환자는 질병을 잊어야 한다. 내가 환자라는 생각도, 환자가 아니라는 생각도 떠나 다만 일상의 삶을 열심히 살아갈 뿐이라는 생각을 가져야 한다.

참회와 반성이 있어야 만족과 감사가 있고 만족과 기쁨이 있어야 평화로움이 있고 평화가 있어야 행복이 있다. 잘못된 생활 습관에 대한 반성이 있어야 지금 이 정도 목숨 부지하고 살 수 있는 것에 대해 감사하는 마음이 절로 생기고, 반성과 감사의 마음이 생겨야 내가 지금 무엇을 해야 할지를 저절로 알게 된다.

괴로움의 가장 큰 원인은 지혜롭지 못한 데에 있다고 했다. 참회와 감사 속에 제대로 알고 보게 되면 지혜로움이 생기고, 내가 지금 무엇을 해야 할지를 알게 된다면 과거에 대한 원망도, 미래에 대한 걱정과 두려움도 모두 사라지고 더 이상의 괴로움은 없어진다. 그렇기 때문에 우리는 지금의 모습으로 현재를 살아갈 수 있게 된다.

"병이 없으면 탐욕이 일어나므로 병이 없기를 바라지 말라"고 성인들은 말했건만 현대인은 병을 앓게 되면 완벽한 건강 상태를 꿈꾸며 걱정과 두려움 속에 더 큰 욕심만 키운다.

유명한 의사를 찾고 유명한 약을 찾아 정신없이 헤매는 것은 몸과 마음의 변화에 관한 법칙, 먹는 것이 몸을 만드는 과정, 먹는 것을 통해 마음이 달라지는 작용, 밥과 마음의 작용 법칙들을 모르고 하는 일이다.

우리는 질병을 어느 날 불쑥 유행하는 세균에 감염되어 일어난다고 생각한다. 의사와 병원이 과학의 발달과 함께 모든 질병을 치료할 수 있다는 장담을 계속하는 한, 질병과 건강에 관한 잘못된 생각들을 바로잡기는 쉽지 않을 것이다.

약으로 병을 치료하는 의사들은 환자들에게 의사들의 관리를 받아야 병이 낫는다고 장담하며, 생각 없는 환자들 또한 그것을 믿고 따르고 있기에 인생의 한 깨달음을 얻기란 쉽지 않은 형편이다.

이제는 건강하고자 하는 마음도 버리자. 온갖 상업적 정보와 잘못된 영양 상식들이 판을 치는 세상에서 살아 있는 생명에 눈뜨고, 자신의 생활 습관을 돌이켜 반성하며 지금 여기에 서서 한 가지씩 바꿔나가려고 노력하자.

인생의 모든 일들이 수단이 되는 것을 막고 모든 순간마다 귀한 의미가 되어 질병과 죽음의 공포와 두려움에서 벗어날 수 있다면 우리의 삶은 한층 더 의연해질 수 있을 것이다.

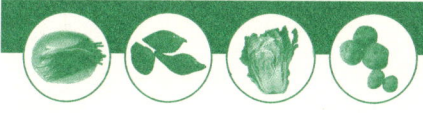

# 내가 먹은 것이 내 몸을 만든다

우리는 잘못 먹어 병이 나고, 마음 씀씀이가 편하지 않아 병이 나며, 너무 무리하게 행동하여 병이 난다. 내가 먹은 밥과 내가 썼던 마음과 내가 했던 행동이 병을 일으킨 것이다. 이렇게 질병은 나의 삶, 나의 역사의 결과이다.

하지만 우리는 병을 원망한다. 단지 열심히 살았을 뿐인데 질병이라고 하는 것이 하루아침에 찾아오기라도 한 것처럼, 혹은 어느 날 불쑥 운이 나빠서 걸린 것처럼 생각하고 병든 자신을 애처로워하며 자기를 이렇게 만든 사람들과 환경을 탓하곤 한다.

내가 햄버거를 먹고 있는 이 순간 지구의 공기정화장치, 지구의 허파라고 불리는 아마존 열대우림이 작은 부엌 크기만큼 베어지고 있다.

열대우림은 불살라지고 그 자리에 만들어진 목초지는 소들에게 풀들을 제공하지만 얼마 못 가서 그 땅은 곧 어떤 생명체들도 살 수 없는 죽음의 땅이 되어버린다.

내가 지금 먹고 있는 고기는 나무들이 자라날 곳에서 소들이 전 세계의 곡류 생산량의 반을 먹어치우며 만들어낸 것이고, 그들의 배설물로 지구의 공기는 더럽혀지고 있으며, 해마다 심각해지는 기상 이변으로 지구는 몸살을 앓고 있다.

내가 지금 무심코 써버리는 휴지 한 장을 위해 해마다 더 많은 벌목을 해야 하는데, 아무리 그 자리에 나무를 심어도 나무가 자라나는 속도는 나무가 베어지는 속도를 따라잡지 못한다.

내가 지금 고깃집에서 무심코 사용한 이쑤시개와 나무젓가락이 내년에 더 많은 황사를 일으킬 수 있을 거라고는 모두들 꿈에도 생각하지 못한다.

그냥 단순히 내가 먹고 싶은 것 골라 먹고 내가 하고 싶은 것 하는 한 개인의 행동은 결코 개인의 문제로 끝나지 않는다. 모든 일들은 서로 연관되어 있고 우리는 그런 연관을 떠나서 살 수 없다.

우리는 그동안 마음대로 먹었고 마음대로 생각했고 마음대로 행동했다. 함부로 먹어 내 몸을 망가뜨렸고, 욕심과 분노로 살아가며 내 몸과 마음을 병들게 했다. 게다가 자연을 정복의 대상 정도로 생각하고 마음대로 파괴하며 지구 생태계를 죽음으로 몰아가고 있다.

어찌 참회와 반성이 필요하지 않겠는가. 내가 먹은 것이 내 몸을 만들고, 내 마음 씀씀이가 내 몸의 기능을 지켜주고, 나의 규칙적인 생활 습관이 나의 온전한 생명력을 지켜줄 수 있다는 진리를 미처 깨닫지 못하고 저지른 행동들이라면 우리는 지금 무지에 대한 참회와 반성을 해야 한다.

내가 지금 입 속에서 가득 즐긴 고깃덩어리들이 제3세계 민중들의 희생의 대가로 이루어진 것이며 그들의 기아와 식량난을 부추기고 있다는 것을 몰랐다면, 환경을 파괴하고도 그것이 가지는 의미가 무엇인지, 우리의 현재와 미래에 어떤 영향을 미치는 것인지 몰랐다면 우리는 지금 더욱더 간절히 무지에 대한 반성을 해야 하지 않을까.

질병을 삶의 결과라고 할 때 우리는 질병 앞에 깊은 반성의 시간을 가져야 한다. 질병을 원망하는 마음은 남을 탓하기 때문에 생기는 것이지만, 질병을 통해 진정으로 반성하는 마음을 갖는 것은 진정한 나의 참모습과 만나는 일이고 원망이 아닌 감사의 마음을 갖는 시간이 된다.

지난 세월 내가 잘못 먹고 싸우고 미워하고 대충 살거나 무리하며 살았던 것을 생각해보면 지금의 현실은 더 나빠져야 하는데 지금 이 정도라는 것은 너무나 다행스런 일이다.

임신 중에 아무거나 마구 먹고 남편이랑 싸우고 시어머니를 미워하다가 낳은 자식이 팔다리 병신이 아니고 아토피 정도라는 것도 다행스러운 일이고, 어떤 장애가 있어도 죽지 않고 살아준 것만으로도 다행한 일이다. 자신이 살아온 지난날을 돌아보면 오늘을 살고 있는 것은 기적이다.

　질병은 더 이상 이런 상태를 유지하다가는 큰일 나니까 지금이라도 먹을 것을 바꾸고 마음을 바꾸고 생활을 바꾸라는 친절한 메시지이다.

　내 몸은 살려고 하지, 결코 죽으려고 하지 않는다. 질병을 통해 반성하고 질병을 통해 감사하는 시간을 가질 수 있다면 현실에 대한 만족감과 더불어 더 이상의 원망의 마음은 찾을 수 없게 될 것이다. 참회와 반성의 시간은 원망과 후회의 생활이 아닌 만족과 감사의 생활을 만들어준다.

　참회와 반성의 시간은 자연의 심성을 배우고 깨달아 생명을 키워내는 방법을 알게 하는 시간이다. 자연의 심성에는 원망이 없고 후회가 없다. 다만 아낌없이 주고 내 몸같이 돌봐 생명을 키우는 일들만 있다.

　질병을 통해 감사하고 현재에 대해 만족할 수 있는 사람은 미래에 대한 두려움과 공포가 없다. 질병에 대한 두려움과 죽음에 대한 공포는 모든 인류에게 가장 큰 숙제였다. 하지만 과거에 대한 반성 속에 현실에 대한 지극한 감사의 마음이 생긴다는 것은 내가 지금 무엇을 해야 할지를 명확히 안다는 것이다.

　따지고 보면 미래에 대한 막연한 걱정과 근거 없는 생각들은 모두 부질없는 것들이다. 그런 걱정과 근심들이 나의 현재를 달라지게 하지는 않는다. 현재 내가 앓고 있는 질병이 나의 과거 삶의 결과라면 미래는 현재가 만들어내는 결과이다. 우리에게 중요한 것은 지금 눈앞의 현실이고 현실에 대한 수용이다.

모든 것은 서로가 연관되어 있으며 사람은 사람과의 관계, 자연과의 관계를 떠나 살 수 없다. 관계를 떠난다는 것은 물고기가 물을 떠나 사는 것과 같다.

우리가 아름다운 미래만을 기대하고 꿈꾸고 있다는 것은 마치 물고기가 육지의 아름다움에 매료되어 자꾸 물 위로 튀어 올라 뭍으로 가서는 갑자기 숨이 막혀오는 까닭에 푸드덕거리며 서서히 죽어가고 있는 모습을 보는 것과 같다.

우리는 음식을 먹지 않고 맑은 공기를 마시지 않고는 한순간도 살 수 없다. 먹는 것은 곧 나 자신이다. 대지의 곡식은 햇빛과 바람과 비를 맞으며 자라 우리 입 안으로 들어와 내 몸이 된다. 자연은 곧 나이고, 나는 곧 자연이다.

우리는 지금 건강을 위해 자연식을 하는 것이 아니고 아이들의 미래를 위해 환경을 보존하는 것도 아니다. 우리에게 지금 필요한 것은 자신이 알게 모르게 지은 잘못에 대해 지극한 마음으로 반성의 시간을 갖는 일이다.

먹을거리가 얼마나 중요한지 모르고 함부로 먹은 잘못, 나의 욕심이 얼마나 나의 생명력을 병들게 하는지 모르고 함부로 욕심내고 함부로 분노한 잘못, 내가 자연이고 그 안에 함께 살아간다는 것이 얼마나 소중한 일인지 모르고 함부로 파괴한 잘못 등등.

우리가 반성해야 할 일들은 한둘이 아니다. 반성은 십자가 앞에서, 혹은 무서운 선생님과 소리치는 부모 앞에 무릎 꿇고 하는 것만이 아니다.

　자연식 운동이니 환경 운동이니 누구를 위한, 사회를 변화하기 위한 운동이니 하기 이전에 우리는 지금 무엇보다 소중한 자신을 위해 무지에 대한 참회의 시간을 가져야 한다. 나를 변화시키는 것은 사회를 변화시키는 것과 둘이 아니며 어느 것이 먼저일 수 없다.

　진정한 참회에는 원망도 없고 후회도 없고 죄의식도 없다. 진정한 참회에는 두려움과 걱정과 불안과 공포도 없다. 진정한 참회에는 너와 나의 구분이 없고 먼저와 나중이 없다. 진정한 참회에는 다만 삶의 긍정과 만족과 감사함이 있을 뿐이다.

　이것은 지금 이 순간 무엇을 어떻게 하며 살아야 하는지를 너무나도 분명하게 안내하는 길이 된다. 일반인들은 엄두도 못 내는 도덕적 엄숙주의나 고도의 수행적 차원의 문제가 아니다. 무언가 참회하고 자신의 참모습을 발견하고 진리를 깨닫는 것이 지금과 다른 어떤 특별한 삶을 선택해서 살아간다는 것을 의미하는 게 아니다.

　사람들이 반성의 시간과 참회를 두려워하는 것은 또 다른 삶을 살아야 할지도 모른다는 두려움 때문이다. 사람들은 참회하는 시간보다 그 이후에 변화해야 한다는 사실을 더 두려워한다. 참회하고 무언가를 깨달았다고 해서 지금과 크게 다른 삶을 사는 것은 아니다.

　똑같이 살아갈 뿐이지만 그 안에는 자신에 대한 관찰과 끝없는 삶의 수용과 감사가 있고 그것으로 인해 삶의 의미는 완전히 달라지게 되는 것이다. 현재에 하고 있는 행위의 측면에서 보면 정신없이 살아왔던 날들과 달라진 것이 없지만, 참회 후의 삶의 내용과 자세는 돌아설 수 없는 인생의 비약을 담고 있다.

 이것이 혼돈의 시대를 살아가며 방황하는 현대인에게 후회할 과거도 없고 걱정할 미래도 없는, 오로지 지금 여기에 머물며 오늘을 살고 행복한 삶을 살아갈 수 있는 방법이 되리라 믿는다.

# 2장

## 알맹이 빠진 쭉정이 밥상

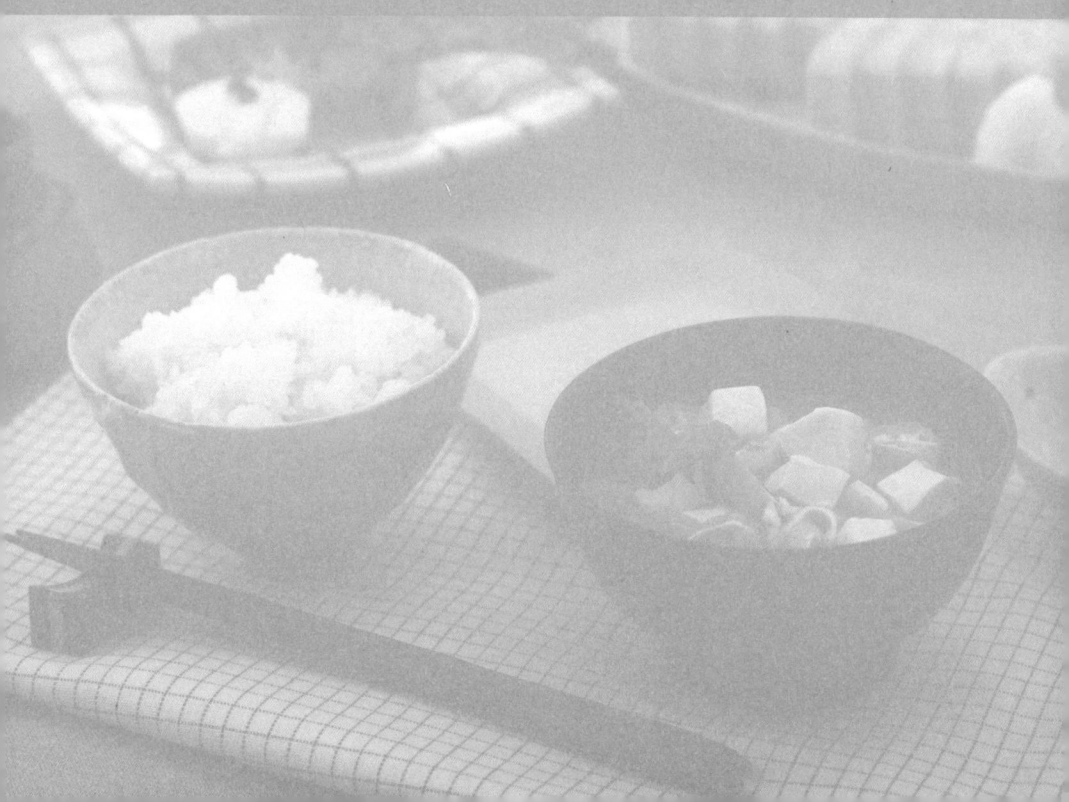

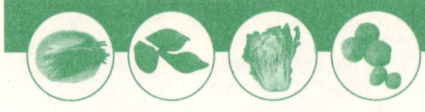

# 패스트푸드와 슬로푸드

사람들은 대개 밥을 영양가 없고 오직 살만 찌게 하는 보잘것없는 탄수화물 식품으로 취급한다. 그러면서 뭔가 부족한 것을 채우기 위해 더 영양가 있는 것을 찾는 것은 당연하게 여긴다.

또 사람들은 "밥을 해 먹으면 시간이 너무 오래 걸린다"고 말하며 좀 더 손쉽게 먹을 수 있는 서구적 식생활로의 개선을 주장하면서 빠름의 논리를 정당화한다. 굳이 밥을 해 먹는 일에 그렇게 많은 시간을 투자할 필요가 있냐고 경제적 효율성만을 들어 말하기도 한다.

외식을 하는 것이 더 저렴할 뿐더러 다양한 퓨전 요리를 즐길 수 있는데 무엇이 문제냐는 것이다. 서양인들처럼 편리하게 먹을 수 있는 햄버거와 샌드위치, 콘플레이크와 우유 등으로 식탁을 바꿀 수도 있는 것이 아니냐고 말한다.

　언젠가부터 '빨리, 빨리!'가 우리 삶의 가장 중요한 가치 기준이 되었다. 더 많은 것을 생산하기 위해 효율적인 시스템을 갖추는 것이 최고의 가치로 대접받는 사회에서 느리게 산다는 것은 더 적은 양을 생산하고 더 많은 손해를 볼 수 있는 것이라고 생각한다.

　여유롭고 주위의 변화에 세심한 관심을 가지고 사는 사람은 일을 느리게 처리하고, 미래의 목적하는 결과를 염두에 두기보다는 과정에 가치를 두기 때문에 일을 대충할 거라는 오해를 사거나 동작이 굼뜬 사람 취급을 받기도 하고 손익 계산에 밝지 못한 뒤떨어지는 사람, 철없는 사람 취급을 받기도 한다.

　'가만히 있는다'는 것은 '뒤떨어진다'는 것으로 느낄 만큼 현대인은 보다 빨리 많은 일을 처리할 수 있는 것을 능력으로 생각하고 이 시대를 살아가는 전략으로 이해한다. 우리의 식탁에서도 빠름의 논리는 정당화되어 전통적인 식사의 번거로움은 극복해야 하는 문제로 인식하게 되었다.

　스피드와 경쟁의 사회에서 밥과 국이 있고 반찬을 만들고 숟가락과 젓가락을 모두 사용해야 하는 전통적인 식사는 뒤떨어진다는 느낌을 받기 쉽다. 그래서 사람들은 밥을 해 먹는다는 것은 시간 낭비이고 서구적 식생활은 편리하고 빠르며 얼마든지 다른 일들과 함께 할 수 있어 생산적이라고까지 말한다.

　게다가 밥을 먹으면서 신문을 보고, TV를 보는 일쯤은 너무나도 당연한 것으로 생각한다. 더 큰 가치를 추구하기 위해 밥 먹는 것쯤은 빨리 해치우고 보다 생산적인 일에 시간을 투자해야 한다는 생각을 갖고 있는 것이다.

밥을 빨리 먹는다는 것은 어떤 의미이고 패스트푸드로 비꾸어지는 것은 또 어떤 의미인가?

우리 몸의 각 기관들은 고유한 자기 역할들이 있으며 묵묵히 그 일을 수행하고 있다. 이는 씹으라고 있는 것이며, 혀는 맛보라고 있는 것이고, 침은 소화시키기 위해 나오는 것이다.

음식을 제대로 씹지 않고 빨리 먹는 것은 이와 혀, 침샘의 기능을 모두 잃어버리게 한다. 그 결과로 이는 약해지고 혀의 미각 기능은 퇴화되고 위장관은 더 많은 일을 해야 하는 부담을 안게 된다.

빠름의 논리는 패권의 논리와도 통한다. 이와 혀가 달콤한 유혹에 넘어가 맛있는 것, 먹기 좋은 것만 골라 먹으면서 눈에 보이지 않는 위와 장은 좀 혹사당해도 된다고 생각하거나 미처 깨닫지 못하고 있는 것이다.

어떤 가치가 어떤 가치를 위해 희생당해도 된다고 생각하는 것, 또는 이런 생각이 아니거나 미처 생각하지 못했다고 하더라도 자신의 무지에 의해 일어난 일들이 누군가의 희생을 필요로 하고 있다면 이것 또한 폭력적이지 않은가.

우리는 혀의 달콤함과 눈의 화려함에 현혹되어 눈에 보이고 느낄 수 있는 것만을 가치 있다고 생각한다. 묵묵히 일하는 자의 노고와 신뢰와 의리는 보이지 않고 느낄 수 없다는 이유로 가치와 의미의 대열에 서지 못한다.

천천히 꼭꼭 씹어 먹지 않고 빠르게 먹는 식사 이면에는 숨죽여서 고생하는 위와 장이 있듯이, 사회 전체에 퍼지고 있는 빠름의 논리 뒤편에는 숱한 약자의 희생이 있고 그것을 통해 물질적이든, 정신적이든 이득을 보는 사람이 따로 있다. 빠름의 논리는 눈에 보이는 것만을 인정하겠다는 과학만능주의와 나만이 중요하다는 패권주의의 근거를 만들어준다.

세계 어디를 가도 있는 맥도날드 햄버거를 먹으며 사람들은 행복해할지도 모른다. 하지만 햄버거로 상징되는 다국적 식품 재벌의 식품 획일화 전략은 그 지역의 전통적·지역적 음식의 쇠퇴와 그 정신을 말살하고 있다.

현재 세계적으로 벌어지고 있는 안티 맥도날드 운동은 단순히 '햄버거를 먹지 말자'에만 그치지는 않는다. 정치·경제·사회·문화·가정·교육·의료 등 모든 부분에 퍼져 있는 빠름의 논리를 극복하자는 것이다.

이태리의 스페인 광장 한복판에 맥도날드 햄버거의 골든 아치가 들어서자 이태리 국민들은 햄버거로 상징되는 패스트푸드가 피자에 원하는 토핑을 얹어 화덕에 맛있게 구워서 나누어 먹었던 자신들의 전통적·지역적 음식의 고유한 정신과 의미를 말살하기 시작했다고 판단했다. 전통적 음식을 지키자는 슬로건 아래 일어난 것이 지금 유럽 전

역에 확산되고 있는 슬로푸드 운동이다.

또한 안티 맥도날드 운동은 미국의 심장보호협회를 중심으로 햄버거와 같은 고콜레스테롤 음식이 심장 질환에 가장 큰 위협을 주고 있다며 햄버거의 문제를 고발하고 나선 심장과 의사들의 운동을 한 축으로 하고 있고, 영국의 그린피스를 중심으로 맥도날드와 같은 프랜차이즈들의 경영 방식과 노동력 착취를 반대하는 운동을 다른 한 축으로 하고 있다.

이제 우리도 빠름의 논리에서 한 걸음 물러나 전통적 식사의 의미를 되새겨볼 필요가 있다. 뿐만 아니라 느리게 산다는 것의 의미가 무엇인지 생각해볼 때이다.

우리는 지금까지 정신없이 바깥만 바라보며 살아왔기 때문에 자신의 내면을 차분히 돌보는 시간을 갖지 못했다. 그 결과 온몸과 정신은 피폐해져 물질적 풍요와 고도의 의학 발달이라는 휘황찬란한 구호 앞에서 병들어 신음하고 있다.

밥상머리는 사람과 사람이, 사람과 자연이 만나는 장이다. 음식을 통해 우리는 마음을 전하고 자연과 우주를 만난다. 우리가 내 몸의 재료가 되는 것의 소중함을 안다는 것은 모든 우주 만물이 떨어져 존재하지 않으며 하나의 고리처럼 연결되어 있음을 알아가는 길이다. 또한 우리가 밥을 먹고 산다는 것은 우리의 존재가 생명체이든, 무생물이든 세상 모든 것과 상호 의존적인 관계 속에 있음을 깨닫게 해주는 시작이다.

생명의 순환과 흐름의 삶, 상호 의존과 공존의 삶을 이해하기 위해 우리는 삶의 속도를 조절해야 한다. 브레이크가 고장 난 자동차가 앞만 보고 달리다가 브레이크의 파열과 함께 대형 사고를 내듯, 우리도 이렇게 앞만 보고 정신없이 산다면 언젠가 원치 않는 삶과 원치 않는 죽음을 맞을 수도 있는 일이다.

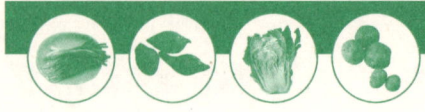

# 의미 없는 칼로리 영양학

영양이라고 하는 것은 먹고 자고 생각하고 행동하고 아이를 낳아 기르고 성장하는 인간의 생명 활동에 필요한 물질을 이용하는 현상을 말한다. 신비한 생명 현상을 과학은 모두 설명해내지 못하고 있다.

영양과 식품을 연구하는 현대 영양학도 마찬가지다. 영양은 인체라고 하는 살아 있는 시스템 안에서 일어나는 일이다. 몸 안에서 동시다발적으로 일어나는 수십, 수백만 건의 생화학 반응이 모두 밝혀져 있는 것도 아니다.

영양이라고 하는 것에는 아직 밝혀져 있지 않은 많은 부분들이 있고 사람마다 다르게 나타날 수밖에 없는 특성을 가지고 있다. 그렇다고 해서 기본적인 물질의 법칙이라든가, 자연의 법칙을 벗어나서 존재하거나 일어나는 것도 아니다.

5대 영양소를 골고루 섭취해야 한다고 하지만 음식을 준비하며 영양성분을 모두 계산해내고 조리하는 사람은 없다. 또 여성은 2,000칼로리, 남성은 2,500칼로리를 섭취해야 한다고 말하지만 칼로리를 분석하며 식단을 준비하는 사람도 없다.

칼로리라고 하는 것은 실험실 안에서의 데이터이다. 실험실 안에서 음식을 태웠을 때 발생하는 열을 가지고 계산한 것이다. 설령 우리가 칼로리를 맞추어 그 음식을 먹는다고 하더라도 몸 안에서 그만큼의 칼로리를 낸다는 보장은 절대 없다.

영양을 소화하고 흡수시키는 능력, 영양소를 또 다른 물질로 전환하는 능력, 에너지를 만들어내는 능력, 분해하거나 배설하는 능력은 사람마다 다르기 때문이다.

우리에겐 사람, 생명을 이해하는 영양학적 관점이 필요하다. 좀 더 유기적이고 역동적이고 기능적이고 순환적인 영양학적 관점과 이해가 필요하다. 영양이란 음식의 영양소들이 살아 있는 인체라는 시스템 안에서의 변화하고 있는 일이라는 것을 이해해야 한다. 사람은 가장 물질적인 법칙을 따르면서 자연의 리듬에 순응하며 정신세계의 지배를 받고 있다.

사람은 스트레스를 받으면 소변으로 칼슘이 빠져나가고 비타민 C가 파괴된다. 화학조미료 MSG 또한 비타민 $B_6$을 파괴하고, 발색제 아질

산나트륨은 비타민 C가 있어야만 나이트로자민이라고 하는 발암물질로 전환되지 않는다.

어떤 생각을 하고 어떤 것을 먹느냐에 따라 몸 안에서 영양소는 낭비되기도 하고 보존되기도 한다. 신경을 쓰고 있거나 조미료를 먹고 있다는 것은 영양소를 파괴하고 있다는 것이고, 씨눈이 없는 흰쌀과 흰 밀가루와 흰 설탕을 즐겨 먹는다는 것은 몸속의 비타민 $B_1$의 창고가 바닥나고 있다는 것이다.

햄과 채소를 같이 먹었을 경우 햄의 발색제의 유해 과정을 막아주느라고 채소의 비타민 C가 소모되므로 입과 머리에서는 먹었다고 생각할지 모르지만 내 몸은 먹지 않은 것이 된다.

먹었다는 것은 입으로 넘어간 것이 아니라 장에서 흡수되어 혈액으로 들어간 것이고, 더 본질적으로는 혈액을 통해 세포 안으로 들어간 것을 말한다. 내가 먹었다는 것은 세포가 먹었을 때 먹은 것이다.

무슨 생각을 하느냐, 무엇을 먹느냐, 어떻게 행동하느냐에 따라 개인의 영양 보유량은 다를 수밖에 없고 필요한 요구량도 다를 수밖에 없다. 개인이 처한 환경과 조건에 따라 영양소의 이용은 다양하게 나타날 수 있다. 이것이 생명에 대한 이해이다.

이제 우리에게 필요한 것은 결핍증을 막을 수 있는 최소 영양 요구량인 하루 권장량(RDA)이 아니라 우리 몸이 최적의 기능을 유지하고 지켜가기 위해 필요한 최적 영양 요구량(ODI)이다. 최적 영양 요구량은 확실히 알아낼 수 없는 한계를 가지고 있지만 영양에 대한 탄력적인 사고를 할 수 있는 중요한 개념이다.

빵을 먹는 사람과 흰쌀밥을 먹는 사람과 현미 잡곡밥을 먹는 사람들의 영양 상태와 건강 수준은 현저히 차이가 난다. 평상시에 씨눈이 없는 도정률이 높은 식사를 하는 경우 그 사람은 씨눈을 통해 보충할 수 있는 대표적인 영양소인 비타민 $B_1$의 창고가 서서히 바닥나기 시작할 것이다.

혈액 수준의 영양소의 농도는 세포와 조직의 농도가 저하되기 전까지 쉽게 저하되지 않는다. 조직 수준에서 영양소가 서서히 저하되면 신체의 기능도 서서히 저하되고, 오랜 시간이 경과한 후에는 잠재적 증상을 거쳐 해부학적인 변화가 일어나며 질병으로 발전해간다.

질병은 불현듯 찾아오는 손님이 아니다. 오랜 시간 동안 잘못된 식생활과 정신적 긴장과 풀리지 않는 갈등, 무리한 일상생활 속에 내분비의 교란과 자율신경의 균형이 깨지면서 면역 기능이 저하되어 질병으로 나타난다.

과학과 의학은 현재의 사실만을 말한다. 눈에 보이는 것만이 진실이라고 말한다. 보이지 않는 것, 지나온 일이나 앞으로 있을 일을 예측하는 것은 과학이 아니라고 말한다. 하지만 엄연히 우리는 과정을 살고 있을 뿐이고 변화하지 않는 고정된 결과라는 것은 없으며 그런 순간을 살고 있지도 않다.

질병은 과정이다. 질병이라고 하는 것은 오랜 삶의 결과, 습관의 결과이고 이 또한 과정이다. 그렇기 때문에 희망이 있는 것이다. 이 순간 내가 보고 느끼고 있는 지금의 나는 변화하지 않는 불변의 것처럼 느껴지겠지만 이는 하나의 착각과도 같다. 지금의 나는 역동적인 내부의 물질 변화와 내면의 정신 변화의 결과물이다.

건강은 욕심을 낸다고 찾아지는 것도 아니고 돈을 주고 살 수 있는 어떤 고정 불변의 상태나 물건도 아니다. 인생은 진행형이다. 질병도 진행형이다. 질병을 두려움과 공포, 고통과 죽음으로 가는 진행형으로만 이해할 필요는 없다. 오히려 질병은 치유와 회복이라는 과정을 거쳐 얼마든지 최상의 건강 상태로 발전할 수 있는 진행형이다.

생명의 영양학에 눈뜰 때 두려움과 공포는 사라지며 생명에 대한 신뢰는 깊어질 것이다. 이제 칼로리 영양학은 생명의 영양학에 자리를 내주어야 한다.

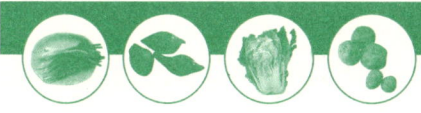

# 계절 음식, 밀장국과 꽁보리밥

겨울을 나는 곡식인 보리와 밀로 만든 음식은 여름의 서기(暑氣)로 인해 몸이 상하지 않도록 해주는 여름철 건강식이었다.

그래서 옛 어른들은 여름이면 꽁보리밥에 호박나물, 가지나물, 오이 생채 가득 넣고 된장찌개와 함께 비벼 먹었고, 국수에 구수한 콩국을 말아 먹기도 했으며, 밀가루 반죽을 뚝뚝 끊어 수제비를 만들고 뜨끈뜨끈한 밀장국을 만들어 먹기도 했다.

이것을 '시식(時食)'이라고 한다. 우리 조상들은 그 계절에만 먹을 수 있는 음식들을 먹으며 건강을 유지하고 계절을 느끼고 자연과 교감하며 살아왔다.

하지만 오늘을 사는 우리에게 제철 음식이라는 개념은 이미 사라져버린 지 오래다. 문명사회의 발달이 음식에 대한 개념을 자신이 원하면 언제든지 먹을 수 있는 것으로 만들어놓았기 때문에 이제 그러한 구분은 번거로운 것이 되었다.

라면, 자장면, 칼국수, 스파게티, 빵, 햄버거, 피자 등을 보자. 우리가 즐겨 찾는 이러한 음식들은 붙여진 이름만 다양할 뿐, 결국 우리는 단 한 가지의 음식을 먹고 있으며 그것은 밀가루 음식뿐이라는 것을 알 수 있다.

현대인들은 보리는 못살던 시절의 기억과 특유의 껄끄러움 때문에 당뇨식 정도로 생각하고 있고, 밀은 가루로 만들어 수많은 가공식품의 값싼 재료 정도로 생각하고 있다.

제철의 음식을 먹는 것, 조상들의 지혜를 빌어 그들이 먹어온 대로 먹는 것만큼 안전하고 검증된 과학은 없다. 조상들은 그 음식의 효과와 타당성을 확인하기 위해 수시로 목숨을 걸고 죽음의 경계를 넘나드는 일들을 숱하게 경험했을 것이다.

전통적인 음식들이라고 하는 것에는 조상들의 목숨을 건 지혜 창출의 노고가 있다. 전통적으로 그 계절에 먹었던 제철의 음식이나 우리 땅에서 나는 음식에는 그 계절을 이겨내기 위해 필요한 충분한 영양과 생명력이 들어 있다. 우리의 몸 또한 이 땅에서 살아가기 위해 그것들을 원하고 있다.

우리가 사시사철 밀가루 음식을 빵으로, 국수로, 온갖 가공식품으로 먹는 것만큼 안전하지 못한 일도 없을 것이다. 우리는 밀을 주식으로 해왔던 민족이 아니다. 우리에게 밀가루 음식이란 시원한 콩국수를 해 먹든가 뜨거운 밀장국이나 수제비를 해 먹든가 하는 여름 한철 먹는 계절 음식에 지나지 않았다.

밀에 들어 있는 글루텐 단백질은 가장 많은 알레르기를 일으키는 물질이다.

밀가루를 잘 소화시키는 사람은 많지 않다. 다만 입에서 부드럽고 먹기 좋은 것을 우리는 우리의 위장도 편할 거라고 착각하고 있을 따름이다.

완전히 소화되지 않은 밀가루의 단백질은 알레르기를 일으킬 뿐만 아니라 장내 세균에 의해 또다시 알레르기 원인 물질을 만들어 면역 기능을 방해하고 장내 생태계를 나쁘게 한다.

현재 우리나라에 유통되는 99% 이상의 밀가루는 수입 밀가루이다. 농약과 화학비료가 잔뜩 뿌려져 생산되는 밀가루는 뜨거운 태평양 열도를 넘어오기 위해 농약과 방부제에 또다시 절게 되고 수입국의 '깨끗한 밀가루'에 부응하기 위해 표백제를 뒤집어 써야 한다.

유통 과정과 저장 과정에 사람의 생명 활동하고는 무관한 표백 과정을 거치거나 밀가루의 좋은 질감을 위해 성분을 조정하는 것을 눈감고 방치하는 것은 소비자의 변질된 미각과 식품에 대한 잘못된 지식 정보를 이용해 누군가 거대한 이익을 챙기고 있기 때문이다.

이는 분명 귀한 생명에 대한 훼손 행위이고 대자연의 질서에 대한 도전이다.

밀은 도정하지 않은 통곡의 형태로 먹어야 하고 밀가루는 표백하지 않고 통밀가루로 먹어야 한다. 그리고 중요한 것은 우리에게 밀은 언제나 주식으로 먹을 수 있는 식품이 아니라는 것이다.

밀가루 음식은 어쩌다 가끔, 특히 여름 한철에 먹는 것으로 충분하다. 빵, 과자, 라면, 자장면 등은 주식이 될 수 없고 어쩌다 가끔 먹는 비상 식품이며, 어쩌다 가끔 즐기는 기호 식품일 뿐이다.

더구나 우리나라 밀가루는 글루텐 함량이 적어 서구 사람들이 먹는 그런 빵이 되지 않는다. 우리 밀로 만든 빵은 푸슬푸슬하고 끈기가 없어 빵으로서의 상품 가치가 떨어진다.

최근에 유통되는 우리 밀 빵도 대부분이 수입 글루텐을 첨가해야 끈기 있고 모양 있게 빵이 만들어질 수 있는 실정이고 보면 아무리 우리 밀 빵이라고 해도 자주 먹는 것은 문제가 있다.

제철의 식품과 음식에는 그 계절을 이겨내게 해주는 힘이 있다. 우리는 사계절이 분명한 나라에서 살고 있는 만큼 변화하는 환경에 잘 적응하기 위해 식품 또한 지혜롭게 섭취할 수 있어야 한다. 그것은 전통이라는 지혜의 창고에서 배워와야 한다.

새콤달콤하게 무쳐낸 늙은 오이무침, 보랏빛 물오른 가지나물, 곱게 채 썬 호박나물, 시원하게 얹어 놓은 열무김치와 구수하게 끓여낸 된장찌개로 비벼낸 꽁보리밥.

메주콩 하루 저녁 불려 삶아 갈아낸 콩국에 잣과 참깨를 동동 띄워 말아 먹는 우리 통밀 콩국수.

다시마와 멸치 우린 물에 감자, 양파, 호박 넣고 밀가루 반죽 밀어 국수를 만들어 끓여낸 밀장국.

제 땅, 제철, 계절 음식들에는 제철을 이겨내는 조상의 지혜가 있고 자연이 안겨주는 푸근한 휴식과 건강이 있다.

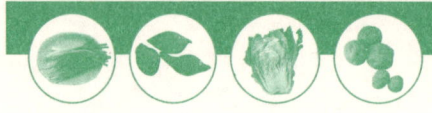

# 슈퍼마켓의 조용한
# 된장과 고추장

어린 시절 장독대의 된장을 푸러 갔다가 구더기가 바글거리는 것을 보고 한동안 된장이 들어간 음식은 일절 먹지 않았던 기억이 있다.

된장과 고추장, 간장 모두 옛날부터 먹어왔던 우리의 전통적인 발효식품이다. 인류의 발달과 더불어 식품의 저장, 가공하는 기술들도 함께 발달되어왔는데 그 가운데 하나가 발효 식품이다.

식품을 발효시키는 이유는 소화를 돕고 영양을 증가시키고 저장 기간을 늘리는 데에 있다. 미생물에 의한 식품의 발효는 식품의 영양소를 소화, 흡수하기 쉬운 형태로 바꿔주고, 또 발효 과정 중에 다른 영양소들을 만들어내기도 한다. 예로부터 즐겨왔던 전통적인 발효 식품에는 장류와 주류, 식초류가 있다.

고추장과 된장은 전통적인 발효 상태로 두게 되면 미생물의 발효에 의해 가스가 생기고 부글부글 끓어오르는 것을 볼 수 있다. 그것은 곧 식품의 영양이 풍부하게 살아 있다는 것이고 지금도 숙성 중인 것을 의미한다.

이 과정에서 생기는 곰팡이나 구더기는 신체에 해롭지 않은 것으로 알려져 있다. 그래서 우리는 이것을 거두어내거나 끓이는 정도로 해서 계속 먹어왔다.

하지만 요즘 슈퍼마켓에서 파는 된장과 고추장은 너무나 얌전하고 조용하다. 만약 이것이 제대로 만들어진 전통적인 발효 식품이라면 슈퍼마켓은 조용할 날이 없어야 한다. 여기서 뻥, 저기서 뻥! 유통되는 발효 식품들은 발효 과정 중에 생기는 가스로 인해 포장 용기가 터지고 국물이 흘러 나와야 한다. 유통 자체가 곤란하거나 오랜 시간 동안 유통기간이 보장될 수 없어야 한다.

만약 상품이 훼손되지 않고 안전하게 유통을 하려면 가열 살균하여 미생물의 발효를 중단시키거나 방사선 조사를 하던지 방부 처리를 하여 더 이상의 숙성 과정을 막아야 한다.

시중에 유통되는 된장과 고추장이 그 옛날의 맛을 잃었다는 이야기를 흔히들 한다. 수입 콩으로 만들어낸 허연 된장에서는 전통의 구수한 맛을 찾을 수가 없다. 하지만 우리는 지금 그것을 더 맛있게 느낀다. 대량 유통되는 포장 고추장은 아주 달콤하다. 달지 않고 텁텁할 수도 있는 재래 고추장보다 달콤하고 윤기 나는 포장 고추장을 더 좋아하는 듯싶다.

    식품의 부패와 발효를 막고 안전한 유통을 위해 살균하고 방부 처리 했다는 것 못지않게 식품의 안전성을 위협하는 것들이 있다. 하나는 유전자가 조작된 콩인가, 아닌가에 관한 것이고, 다른 하나는 수입 과정 중에 얼마나 많은 농약과 화학비료, 방부제와 살충제가 사용되었는 가에 관한 것이다.

    더 넓은 의미로 식품의 안전성을 따져본다면 전통적인 방식으로 먹어왔던 식품이 모양뿐만 아니라 원재료와 가공 방식, 맛과 향, 영양 등이 그대로 보존되고 있느냐에 관한 것이다.

    예전과 다름없이 똑같은 식품을 즐기고 있다고 생각하는 지금 이 순간에도 우리는 너무나 다른 식품을 먹고 있다.

    대부분이 유전자 조작 콩으로 의심되는 수입 콩으로 만든 된장으로 끓여낸 된장찌개에 그 옛날의 된장찌개의 영양과 구수한 향수가 있을 수 있을까. 또 맵기보다는 케첩만큼 달기만 한 포장 고추장에서 재래 고추장의 정신 번쩍 나게 하는 기운이 있을 수 있을까.

    발효의 전통은 지혜의 전통이고 오랜 시간 동안 깊은 장맛을 나누고 베푸는 더불어 사는 삶의 전통이다. 지혜는 없고 지식만 난무하는 시대, 알맹이는 없고 쭉정이만 있는 시대, 포장은 그럴싸해도 내용은 없는 시대에 대량 제조된 허연 된장과 달콤한 고추장을 먹으면서 '나도 전통이 좋다'는 말을 서슴없이 하지 말자.

식품의 질이 달라지고 있다. 환경의 파괴와 오염에 따라 식품의 영양소가 급격하게 감소하고 있을 뿐만 아니라 인간의 인위적인 조작과 가공 기술의 발달은 식품의 안전성을 심각하게 위협하고 있다.

안전성이 확인되지 않은 식재료들과 화학조미료의 맛으로 공통되는 다국적 식품 재벌에 의한 전 세계적인 식품의 획일화 전략이 판을 치고 고소득 작물만으로 모든 농업이 재조정되고 있는 현실 속에서 인류는 지속적인 영양 불균형의 위험에 빠질 수밖에 없다.

지금은 지역적인 농촌 경제의 부활 속에 전통적·지역적 식품의 다양한 수확과 유통, 안전한 가공 방식이 전제되는 식품의 생산과 소비, 이것을 지속적으로 이루어낼 수 있는 생산자와 소비자의 각성과 연대가 더욱 절실히 필요할 때다.

농촌이 살고 땅이 살고 먹고 사는 일들이 안정되어야 개인적인 삶이 구체적인 힘을 갖고 안정되며 나아가 사회적인 안정감으로 확산된다.

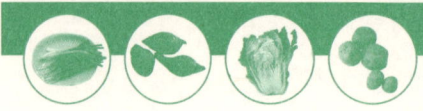

# 흰색 숭배와 오백 식품

우리 조상들은 유독 하얀 것을 좋아했으며 하얀 것을 깨끗함과 순수함, 고결함의 상징으로 여겨왔다. 우리 조상들에게 있어 흰색은 인공적이지 않은 있는 그대로의 자연스러움을 의미하기도 한다.

우리 민족을 가리켜 '백의민족'이라 했던 것도 그것이 염료의 부족에 의한 경제적인 이유였든, 계급적 금색(禁色) 조치에 따른 불가피한 선택이었든지 간에 조상들이 흰옷을 즐겨 입은 데서 유래한다.

오늘날 흰색은 위생과 청결의 상징으로, 또는 부패와 오염의 시대에 부와 여유의 상징으로까지 여겨지면서 흰색이 '있음의 미학'으로 보여지고 있는 듯하다.

많은 현대인들이 흰색을 선호한다. 연예인들이 꾸며놓은 화이트 감각의 집들은 웬만한 여성들의 동경의 대상이 되고, 온통 하얗게 도정하고 정제하고 표백한 식품마저도 그것이 깨끗하고 좋은 것이라고 생각한다.

늘 먹고 있는 흰쌀밥에 대해 아무도 문제를 제기하지 않는다. 밀가루가 하얀 것에 대해서도 누구 하나 이야기하지 않는다. 설탕과 소금과 조미료가 하얀 것에 대해 우리는 불순물 없이 깨끗하게 정제된 것이라며 다행스러워한다.

반면에 색깔이 거무튀튀하거나 뭔가 또 다른 것이 들어 있는 것들에 대해서는 불순물을 의심하며 비위생적이라는 생각을 한다. 현대인들에게 흰색의 의미는 이렇게 왜곡되어 있다.

집 안의 벽지를 무엇으로 쓰든 도배를 하얗게 해놓아야 위생적이고 깨끗한 것이 아니다. 집수리를 한 후 최소 2년간, 아니 그 이상의 기간 동안 유해가스와 환경호르몬이 배출되고 있다. 플라스틱 그릇도 사용한 뒤로 2년이 넘어야 환경오염 물질이 배출되지 않는다고 한다.

이제 더 이상 하얀 것이 위생적이고 보기에 좋은 것으로만 이해되어서는 안 된다. 내추럴을 지향한다 말하면서 그것이 온통 인위적인 손길에 의해 꾸며진 억지스런 자연스러움이어서는 안 된다.

새롭지 않아도, 정돈되지 않아도 있는 그대로의 저마다의 모습대로 오래오래 사용하고 곁에 오래 둘수록 정감이 드는 가장 자연스럽고 가장 소박하고 순수한 것이 흰색의 미학이 아닐까.

우리에게 쌀은 백미를 의미한다. 우리가 이렇게 흰쌀밥을 즐기는 이유에는 여러 가지 문화적·사회적·시대적 요인들이 있다.

밥을 지어도 새하얗지 않고 먹기에 껄끄럽고 거칠게만 느껴지는 통곡의 식사에 대해 우리는 못살고 없이 살았던 시절의 지긋지긋한 음식이라는 관념을 가지고 있다. 현대 영양학과 의학을 하는 전문가들도 이런 생각에서 크게 벗어나 있지 않다.

밥은 그냥, 원래 그대로 하얀 것이었고 하얀 것이 좋은 것이라고 생각한다. 지금은 누구나 잘 먹고 잘 살게 된 마당에 매일 먹는 밥에 문제가 있다고는 아무도 생각하지 않는다. 경험적으로 형성된 고집스런 관념은 사실을 사실 그대로, 객관적으로 받아들일 수 있는 최소한의 여유조차도 허용하지 않는다.

영양학자들은 통곡식의 섬유질은 식미(食味)를 떨어뜨리고 영양의 흡수를 방해할 뿐이라며 불필요한 것처럼 말하거나 충분히 필요하다고 말하고 있지 않다. 현재 쌀의 도정률은 10분도, 12분도를 육박하고 있다. 계속해서 곡식을 벗겨내는 이유는 단 한 가지, 하얗고 부드러운 밥을 먹고 싶기 때문이다. 쌀이 너무 흔해 귀한 줄 모르기 때문이다.

현미의 씨눈과 껍질에는 95%에 해당하는 영양 성분이 모두 모여 있다. 곡식의 전분을 에너지로 바꿔주는 데 결정적으로 필요한 영양소인 비타민과 미네랄이 있고, 영양의 흡수 속도를 신체가 무리하지 않게 조절해주고 노폐물의 배설을 원활히 해주는 섬유질이 있다.

현대 사회에서 흰색은 오히려 가공과 오염을 상징하는 것이 타당하다. 하얀 밀가루는 정제하고 표백하고 방부 처리를 하여 화학물질이 넘쳐나는 식품이 되어버린 지 오래고, 강력한 세제와 락스와 같은 표백제의 사용은 우리 몸을 따뜻하게 감쌀 옷들과 실내 환경을 오염시키고 있다.

하얀 것의 의미가 자연의 순수함으로 돌아가자는 의미라고 했을 때 밥 또한 자연적인, 도정하지 않은 상태, 통곡식 그대로 먹어야 하지 않을까.

우리 몸은 수천 년을 살아오며 이러한 음식에 적응되어왔다. 우리 몸은 자연 상태의 식품을 원하고 있다. 우리가 좀 더 평화롭고 행복한, 여유 있고 자연스런 삶을 꿈꾼다면 자연스런 식품을 먹는 일은 너무나 당연한 일일 것이다.

깨끗이 정제한 기름은 좋은 기름이 아니고, 표백제에 절어 유통되는 하얀 연근은 깨끗한 것이 아니며, 농약과 화학비료, 방부제와 표백제로 얼룩진 새하얀 수입 밀가루로 만들어진 부드럽고 달콤한 빵은 좋은 빵이 아니다.

흰색을 추구하던 우리의 감수성과 지향이 무엇이었겠는가. 자연 상태의 순수함과 의미, 그 자리로 돌아가야 한다.

흰쌀밥, 흰 밀가루, 흰 설탕, 흰 소금, 흰 조미료로 대표되는 오백(五白) 식품의 사용을 줄이는 일, 밥부터 색깔 누르스름한 현미 잡곡밥으로 바꾸는 일은 자연으로 돌아가는 길, 내가 태어난 고향, 그 자리로 되돌아가는 길이다.

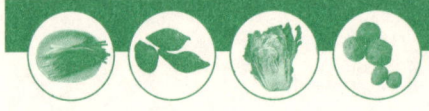

## 고기 먹고 밥은 나중에 먹는 이유

지금의 할머니 세대들이 말하는 최고의 밥상은 이밥에 고깃국이다. 그들은 하얗고 고슬고슬하게 지은 밥 한 공기에 고기반찬이라면 최고의 상차림이라고 생각한다. 고기는 귀해서 명절이나 잔칫날, 생일날 정도에 먹을 수 있었던 터라 고기를 먹어야 잘 먹었다는 생각을 가졌고, 흰쌀밥 역시 귀한 것이어서 밥 한 공기 정도는 맛나게 뚝딱 해치웠다.

그런데 언제부터인지 이러한 밥을 홀대하는 경향들이 생활 곳곳에 생겨났다. 더군다나 현대 영양학은 밥은 많이 먹어보았자 살만 찌니까 다른 식품을 고루 먹어야 한다고 말한다. 항상 식탁 위에 5가지 영양소를 고루 채울 수 있는 식단을 준비해야 하고 영양소를 고루 섭취하기 위해서는 반찬을 많이 먹어야 한다고 말한다.

언뜻 들으면 맞는 말 같지만 우리는 전혀 실천할 수 없는 공허한 메아리를 듣는 셈이다. 주부들은 칼로리를 따져가며 식탁을 차리는 사람도 아니고 영양소를 분석하여 식단을 구성할 수도 없는 처지에 있다.

주부들은 자신이 하고 있는 일에 자신감을 가질 수가 없다. 무슨 음식에 얼마의 칼로리가 있고 어떤 영양 성분이 얼마만큼 들어 있으므로 이만큼을 먹어야 한다고 제시할 수 있는 주부는 단 한 사람도 없을 것이다.

설령 그런 계산이 가능하다고 하더라도 의미 없는 일이 될 수밖에 없는 것은 영양학자들이 제시하는 칼로리 가이드라인은 실험실 안에서의 데이터일 뿐 내 몸 안에서 그만큼의 칼로리를 낸다는 보장은 절대 있을 수 없기 때문이다.

우리 몸 안에서 일어나는 힘의 생성, 에너지의 발생이라고 하는 것은 일정하게 유지되는 혈당과 태워주는 영양소라고 하는 비타민과 미네랄의 보유량, 산소의 순환 양, 근육의 양과 질, 적절한 호르몬의 분비와 자율신경의 균형과 조절 등 여러 가지 요소에 의해 지배된다.

사람은 저마다 식사 습관이 다르고, 호흡의 횟수와 깊이가 다르고, 근육의 질과 양이 다르다. 음식을 통해 섭취한 영양물이 변화하여 신체가 필요한 물질을 합성하고 에너지를 만들어내고자 하는 것은 모두 신비로운 인체 내에서 일어나는 일인 데다가 우리는 이 모든 일을 알 수 없다.

밥 먹는 것을 소홀히 하는 문화는 여러 가지 심각한 문제들을 만들어낸다. 밥을 먹는 사람과 빵을 먹는 사람과 콘플레이크를 먹는 사람의 건강 상태는 절대 같을 수 없다. 어떤 주부도 밥을 할 때 빵을 만들 때처럼 설탕과 버터와 소금과 화학 첨가물들을 사용하지는 않기 때문이다.

쌀은 현재 전 세계적으로 알레르기를 일으키지 않는 가장 안전한 곡식으로 평가되고 있다. 서양인들도 브라운 라이스, 갈색 쌀이라고 하며 현미를 찾기 시작했다. 서양인들은 동양인들이 흰쌀밥을 먹는 것을 보고 영양가 없는 누드 라이스를 먹는다고 말한다. 그런데 우리는 쌀 하면 흰쌀밥을 생각하면서도 이제는 그 밥까지도 먹으려 하지 않는다.

실제로 결혼한 지 3개월 된 신혼부부가 집에 쌀이 없었는데도 불편한 줄 몰랐다고 한다. 요즘 사람들의 세태를 말하고 있다고 해도 지나치지 않을 것이다.

지난날 쌀눈 떨어진다고 쌀을 빡빡 씻지 말라 했고 쌀뜨물은 받아두었다가 된장국을 끓였던 기억들은 모두 잊어버렸다. 쌀눈을 안 먹으면 생긴다는 비타민 $B_1$ 결핍증인 각기병이 서서히 내 몸 속에 나타나고 있음을 모른 채 살아가고 있다.

밥은 아주 중요하고도 훌륭한 에너지원이다. 쌀만큼 지속적인 힘을 낼 수 있게 해주는 식품도 드물다. 문제는 하얗고 부드럽게 먹으려고 계속 도정해서 먹으면 먹을수록 영양이 부족해지는 살찌는 식품이 되어버린다는 것이다.

우리가 세 끼 밥을 먹으면 미국에서 남아도는 그 많은 밀가루를 수입해주지 않아도 되고 우리 농촌은 안정적으로 쌀 생산을 할 수 있게 될 것이다. 벼는 엄청난 양의 산소를 배출하여 공기를 정화하고, 벼를 길러내는 논은 수십 개의 다목적 댐과 같은 역할을 해낸다. 돈으로도 환산할 수 없고 계산도 할 수 없는 가치이다.

농약은 쳤어도 값싼 농산물을 사 먹는 것이 더 경제적인 것이 아니냐고 되묻는 사람도 있지만, 우리의 식량 자급률이 떨어져서 자국의 식량을 해외에 의존하게 되면 해외 곡물 시세와 식량의 가격은 얼마든지 폭등할 수 있다.

이렇게 국제 시세가 올라가면 제3세계 사람들은 더욱더 식량을 구하기 어려워 세계적인 식량 위기와 기아는 악화될 수밖에 없을 것이다. 앞으로 식량과 에너지 위기가 전 세계적으로 가속화되면 값싼 수입 농산물들을 계속 먹을 수 있다는 보장도 없다.

우리가 밥을 먹고 식량 자급률을 높여야 하는 것은 한 국가의 식량 안보적 차원의 문제를 넘어 개인의 삶과 사회의 안정을 도모하는 길이고, 전 세계 사람들이 모두가 굶지 않고 살아갈 수 있는 최소한의 생존의 권리를 확보할 수 있는 문제이기도 하다.

밥을 먹어야 한다. 하루 세 끼 가급적 덜 도정한 밥을 먹어야 한다. 거기에는 내 몸이 살고 농촌이 살고 우리의 삶의 터전이 보존되는 길이 있다.

이제부터는 고깃집에 가면 된장국에 밥 먼저 시켜 밥 먹으면서 고기도 먹자. 고깃집 주인의 '그러면 고기 맛이 없으니까 고기 먼저 먹고 밥은 나중에 드세요'라는 꼬임에 넘어가지도 말자. 그리고 공짜로 주는 청량음료를 마시어 소화도 되지 않는 단백질 덩어리가 위를 그냥 통과해버리도록 하지도 말자. 그냥 내려가버린 고깃덩어리는 누가 다 치리한단 말인가.

고깃집에서 고기 먼저 먹고 반찬 많이 먹고 밥을 남기는 일은 절대 우리 몸을 위한 것이 아니다.

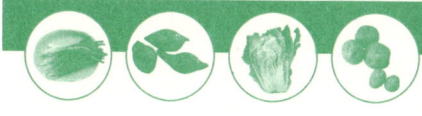

# 켈로그와 포스트가 하고 싶은 말

아이들이 좋아하는 아침 식사 중의 하나가 시리얼에 우유를 말아 먹는 것이다. 시리얼은 아주 달콤하고 맛이 좋아서 우유의 맛도 좋게 만들어버린다. 우유를 좋아하지 않는 아이들도 시리얼은 우유에 말아 먹어야 맛있다는 정도는 알고 있고 그것이 좋은 것이라고 생각한다.

아이들은 맛있는 한 끼의 식사와 간식으로, 엄마들은 좀 더 편한 식사 준비를 위해 시리얼은 이미 오래전부터 집집마다 비치해두어야 하는 아이들의 영양 식품으로 둔갑해버렸다.

시리얼(cereal)은 풍요의 여신이라고 하는 시레스(ceres)에서 유래한 말로, 아침 식사용 오트밀이나 콘플레이크와 같은 곡식으로 만든 식품을 말한다. 서양에서 시리얼을 식사 대용으로 사용하게 된 배경은 전곡류의 중요성이 대두되기 시작하면서부터다.

1820년 그레이엄 목사는 섬유질과 통곡식의 중요성을 이해하고 그레이엄 크래커라고 하는 전곡류의 과자를 개발하였다. 그 후 1870년 켈로그 박사는 아침 식사용 시리얼을 개발하여 환자들의 병을 치료하기 시작하면서 백만장자의 길에 들어서게 된다.

인스턴트 시리얼 산업은 1894년 존 켈로그 박사와 그의 형제 W. K. 켈로그가 켈로그 박사가 운영하던 미시건 크릭에 위치한 요양소에 있던 채식주의자 '토요일 그리스도 재림론자' 들의 의뢰를 받고 그들을 위한 정백하지 않은 밀로 만든 시리얼 플레이크를 만들면서 시작되었다.

W. K. 켈로그는 옥수수 플레이크(콘플레이크)를 개발한 후, 100년이 지난 지금에도 세계 일류의 자리를 지키고 있는 인스턴트 시리얼 회사인 켈로그 회사를 설립했다.

또한 1894년에 헨리 퍼키 박사는 "가장 절망적인 물리적 좌절 상황에서 나는 자연적으로 기른 식품을 사용하여 내 몸을 완전하게 건강한 신체로 되돌리는 데 성공했다"라고 외치며 보스턴에서 개최된 1894년 세계 박람회에 그의 시리얼을 출품했다.

그 이후 1898년에는 켈로그 박사의 환자였던 C. W. 포스트가 켈로그의 시리얼로 병을 회복하고 나서 포스트의 그레이프 너트(Post's Grape Nuts)라고 하는 건포도를 넣은 시리얼을 개발하여 '연약해진 이를 강하게 해주고 맹장염을 치료할 수 있는 시리얼' 이라는 광고를 하면서 또다시 백만장자 대열에 오르게 되었다.

지금도 포스트는 견과류를 넣은 시리얼 제품들을 많이 만들어내고 있다. 시리얼 업계의 양대 산맥을 이루고 있는 켈로그와 포스트 회사는 이렇게 오랜 역사를 가지고 있으며, 오늘날까지 자신들이 성장할 수 있었던 요인을 전곡류의 중요성이 사람들에게 널리 알려졌기 때문이라고 손꼽았다.

미국 사회에서 섬유질과 전곡류가 강조되기 시작한 것은 100여 년이 넘었는데, 본격적으로 그 중요성이 강조되기 시작한 것은 1970년대에 들어서면서부터다. 트로웰 박사가 파이버(fiber)를 '사람의 소화효소로 가수분해, 소화되지는 않지만 생리적 의미를 갖는 식품 중에 난소화성 성분의 총체'라고 최초로 정의하면서 섬유질의 중요성이 부각되었다.

그러나 100여 년이 지나는 동안 식품의 가공 기술은 더욱 발달하고 사람들은 더욱 달고 맛있는 시리얼을 요구하면서 시리얼은 아주 다양하게 변질되어 가공식품의 한 대열을 이루게 되었다.

국내에서 시판되고 있는 시리얼들 중에는 현미나 옥수수로 만든 것 말고도 코코아를 섞은 과자류와 같은 시리얼들도 나와 있다. 하지만 이것은 시리얼이라고도 할 수 없는 말도 안 되는 제품들이다.

차츰 미국 사회에서도 전 세계 식품과 영양, 섬유질과 질병과의 관계에 대해 연구가 폭넓게 이루어지면서 파이버(fiber), 섬유질과 홀 그레인(whole grain), 전곡류의 평가를 새롭게 하기 시작했고 많은 건강

보조식품들이 개발되었다.

그런데 식생활 개선이 당장 어려운 사람들에게 권장할 목적으로 개발된 파이버(fiber) 식품들의 경우 국내에서는 단지 변비약, 살 빼는 약 정도로 소개되고 있다. 우리나라에 수입되기나 새롭게 소개되는 건강보조식품들은 서양의 식생활에 대한 반성과 철학과 함께 소개되면서 판매되는 것이 아니라 특정 질병을 치료하는 특효약처럼 둔갑되는 형편이다.

우리나라의 경우 1년 동안 곡식을 도정해서 버리는 양이 9,600억 원에 이른다고 한다. 지구의 저편에서 10억 인구 이상이 기아로 죽어가고 있는 마당에 단지 부드러운 곡식을 먹기 위해 깎고 또 깎아버리는 것은 심각한 문제이다.

제2차 세계대전 당시 식량 부족으로 인해 곡식의 도정률을 줄였을 때 당뇨병을 비롯한 모든 암 발생률이 현저히 저하된 사실을 통계를 통해 알 수 있다. 자연 상태의 식품, 통곡류의 식사를 하는 것은 개인의 건강, 사회의 건강 모두와 직결된 문제라고도 할 수 있다.

서양 사회에서 식생활과 질병에 관련된 데이터와 학술자료, 가이드라인에 전곡류의 중요성을 이야기하고 있는데도 불구하고, 국내에 들어오면 의사나 영양학자들에 의해 이런 중요한 사실들이 걸러지고 누락되는 것을 보면 아직도 우리 사회는 식생활에 대한 생각이 편향되어 있고 늘 먹고 있는 음식들에 대한 심각한 문제에 대해 깨닫지 못하고 있는 것 같다.

전문가들조차도 '그래도 이밥'이라며 여전히 이밥에 대한 동경, 양반 문화에 대한 동경을 버리지 못하는 것을 알 수 있다. 뿐만 아니라 서양 사회에서 육식 문화가 가져오는 전 세계 식량난과 지구 온난화, 환경 파괴의 심각성을 고발하고 있음에도 불구하고 국내 유수의 환경단체에서 이 부분에 대해 함구하고 있는 것은 아직도 우리 사회가 고기를 먹어야 되고, 고기를 먹어야 힘을 쓸 수 있고, 고기를 먹어야 잘사는 것이라고 생각하는 사회 저변에 깔려 있는 의식들을 뛰어넘지 못하는 까닭이다.

서양인들은 지금 동양으로 회귀하고 있다. 먹는 것을 비롯해 서구 사회가 가지고 있는 인간 소외와 사회 불평등, 대량 소비로 인한 심각한 환경 파괴의 대안들을 동양인들의 문화와 전통, 동양인들의 철학과 학문 속에서 찾고자 하고 있다.

이제 더 이상 서구에서 데이터와 참고 문헌을 찾을 것이 아니라 우리의 전통적인 식사와 문화적 전통에 담겨 있는 철학과 과학적 의미들에 대해 다시 생각하고 연구하는 사회적 흐름을 만들어 자긍심을 찾을 수 있기를 바랄 뿐이다.

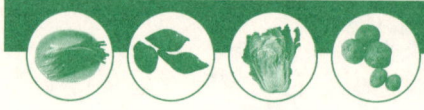

# 우리의 주식은 빵이 아니다

**배**고픈 시절의 사람들은 허기를 채우기 위해 음식을 먹었고, 먹을 것이 지천인 세상을 사는 요즘 사람들은 입을 즐겁게 하기 위해 음식을 먹는다. 맛있는 집을 찾고 소문난 집을 찾아 미식의 여행을 떠나면서 음식을 통해 부와 여유를 자랑하고 삶이 업그레이드되고 있음을 확인한다.

하지만 우리는 음식을 통해 진정한 음식의 맛, 자연 그대로의 맛을 느끼지 못한다. 인간의 혀는 자기 몸을 지켜주는 경비원이라고 했는데, 졸고 있는 경비원에게 집을 맡겨두고 우리는 여행을 다니고 있는 셈이다. 집에 강도가 들어왔는지, 손님이 찾아온 건지, 가족이 돌아온 건지 경비원은 알 수 없는 일이다.

병든 혀를 가지고 떠난 미식의 여행은 결국 온몸을 난장판으로 만들어버리고 말았다. 경비원이 졸고 있는 경비실과 같은 혀를 두고 미맹이라고 한다. 미맹은 아이들에게 편식과 영양의 불균형을 일으키고 성인들에게는 달고 기름진 음식에 대한 미식과 과식을 불러온다.

경비원이 잠을 깨고 혀가 제 기능을 하기 시작하면 우리는 내 몸에 강도가 들어오는지, 가족이 돌아왔는지를 알 수 있다. 변질된 혀는 생명 활동에 필요한 영양물질이 들어오는지, 생명 활동과는 하등에 관련이 없는 색소와 향료와 방부제와 농약과 같은 화학물질들이 들어오는지를 알아채지 못한다.

우리 몸의 유전 정보에는 우리 몸이 원하는 음식이 기록되어 있을 뿐만 아니라 미각세포의 자극을 통해 그것을 기억해낸다. 혀에는 미각세포가 분포되어 있고 이는 씹는 자극에 의해 정상적으로 유지된다.

또한 도정이나 정제를 하지 않은 곡식과 다양한 채소와 해조류들을 먹음으로써 보충할 수 있는 비타민 A와 아연 같은 영양소들에 의해 미각세포가 회복된다.

하지만 글루탐산나트륨과 같이 화학조미료를 먹으면 미각신경은 둔화되어 음식의 맛을 모르고 오로지 달고 기름지고 조미료가 든 것만을 맛있다고 느끼게 된다.

화학조미료가 들어간 음식을 많이 먹으면 구토와 멀미, 메스꺼움과 두통, 복통, 안면 마비, 호흡 곤란 등을 일으키게 되는데, 이런 조미료 증후군이 아니어도 자연적인 미각신경이 회복되고 나면 화학조미료 등을 사용한 음식들에 대해 심한 거부감을 느끼게 된다. 화학조미료를 많이 사용한 라면과 자장면을 먹고 속이 어떠한지는 미각신경의 회복을 알 수 있는 중요한 지표가 된다.

현대인들은 수천 년 동안 먹어왔던 음식과는 아주 다른 음식을 먹고 있다. 전통적인 음식들과 각 지역에서 생산된 음식들은 설 자리를 잃었고 새로운 서양 음식들과 퓨전 요리들에게 자리를 내주고 있다. 새로운 음식들을 우리 몸은 낯설게 느낄 수밖에 없다.

전통적이고 지역적인 음식들이란 수천 년 동안 역사적으로 검증된 안전한 식품들이라고 할 수 있다. 이러한 긴 역사에 비해 30년도 안 되는 기간 동안 눈 깜짝할 만한 사이에 벌어진 식생활의 변화를 우리 몸이 감당하기는 힘들다.

우리 민족은 전통적으로 곡식과 채식 위주의 식사를 해왔다. 덕분에 우리 몸은 그러한 음식에 적응되어왔고 그런 음식들을 필요로 하고 있다. 우리 조상들의 주식은 제대로 도정되지 않은 조나 수수와 피와 같이 거친 곡식들이었다.

거친 통곡의 씨눈과 껍질은 온갖 비타민과 미네랄, 섬유질 등이 모여 있는 영양의 보고이다. 하지만 우리는 거친 잡곡보다는 쌀을 먹기 시작했고, 더 부드럽고 하얗게 먹기 위해 쌀을 열 번도 넘게 도정하고 있다.

어떤 영양도 찾을 수 없는 전분질 덩어리를 먹고 있는 셈이다. 더욱 안타까운 일은 쌀이 온통 농약과 화학비료, 방부제로 얼룩진 수입 밀가루로 만들어진 음식들에게 그 자리를 내주고 있다는 것이다.

　우리나라의 주식은 빵이 아니다. 그리고 빵이 주식인 나라의 사람들이 먹는 빵은 우리나라 사람들이 먹고 있는 지금의 빵처럼 그렇게 달고 부드럽고 기름진 것이 아니었다. 통밀과 귀리같이 거친 곡식들을 갈아 집에서 만들어 아침에 구우면 저녁에 먹기조차 힘든 딱딱하고 거칠고 질긴 빵이었다.

　지금 우리가 즐기는 빵과 밀가루 음식 문화로는 미각신경을 회복할 수도, 지켜갈 수도 없다. 경비원이 잠들어버린 대가를 치를 수밖에 없는 것이다.

　언젠가부터 우리의 식탁은 주식으로서 밥에 충분한 의미를 두지 않게 되었다. 하지만 밥 먹기를 소홀히 하고 거친 밥을 외면하면 우리 몸은 제대로 힘을 쓸 수가 없다.

　거친 밥을 규칙적으로 먹어야 치아의 기능을 충분히 살려가며 씹을 수 있고 충분히 씹는 시간이 있어야 혀의 미각신경이 자연적인 입맛으로 회복된다.

　우리 몸은 전통적으로 먹어왔던 거친 통곡의 식사와 된장찌개, 산나물, 들나물로 차려진 소박한 채식 위주의 식사를 원하고 있다.

　현미 잡곡밥을 짓자. 갈수록 곡식의 도정률이 높아지는 식량이 점점 많아지는 것이 가슴 아프기도 하지만, 밥을 바꾸지 않으면 편식을 교정하거나 식생활을 바꾸거나 병을 치료하거나 하는 모든 일들이 어려워지기 때문이기도 하다.

현미와 현미 찹쌀을 60~70%로 하고 차조와 차수수, 통보리와 율무, 콩과 팥 등 잡곡을 섞어 밥을 짓자. 처음에는 오래 불리고 질축하게 밥을 지어 먹고 적응이 된 후 나중에는 덜 불리고 좀 더 되게 하여 잘 씹어 먹을 수 있도록 훈련을 한다면 누구나 실패 없이 식사를 바꾸어 나갈 수 있다.

밥을 바꾸면 내 입맛이 변하는 것을 느낄 수 있다. 입에서 저절로 너무 단것이 싫어지고 기름진 것이 싫어지고 화학조미료를 사용한 것이 싫어진다. 그러면서 아주 자연스럽게 예전에 손이 가지 않았던 냉이며, 달래며, 씀바귀며, 산나물의 향내가 좋아지기 시작한다.

현대인들은 음식을 양념 맛으로 먹는다고 한다. 하지만 밥을 바꾸면 자연 상태의 음식들의 담담한 맛과 쓴맛조차도 좋아지는 미각의 변화를 느낄 수 있다.

자연의 맛과 향이 강하고 독특한 질감을 가진 채식 위주의 식사를 하기 위해서는 밥을 현미 잡곡밥으로 바꾸고 미각신경이 자연적인 입맛으로 살아나도록 되돌려놓아야 한다. 그래야 자연식, 소박한 밥상을 먹을 것 없는 식단이라고 불평하지 않게 되고, 몸에 좋다고는 하지만 먹기 싫은 것 억지로 참고 먹어야 하는 비극을 막을 수 있다.

# 3장

## 아이들 편식은 부모가 만든다

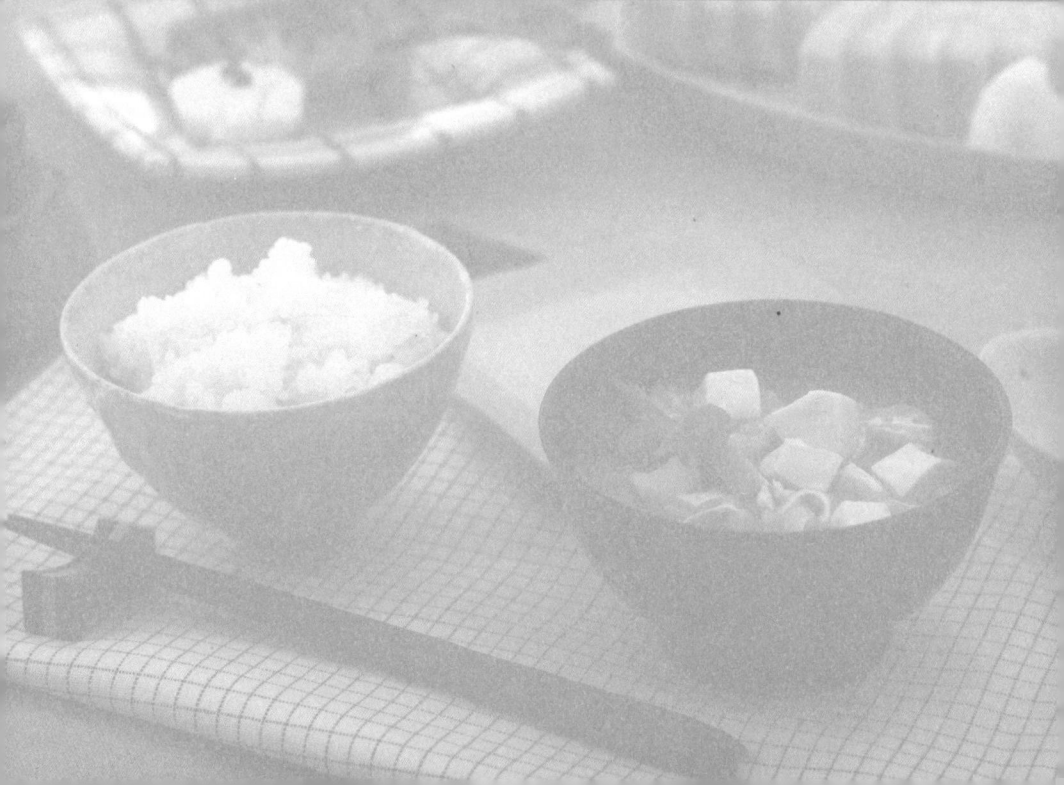

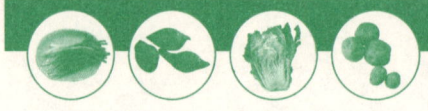

# 엄마의 장바구니로부터
# 자유롭지 않은 아이들

그랜드 캐니언 그 깊은 계곡에서 침략자들의 교묘한 유혹에 빠져 알코올과 마약에 찌든 채 자신의 땅에서조차 숨죽여 살고 있는 인디언들의 흐느낌. 영화 〈아이 엠 샘(I am Sam)〉에서 교육의 사회적 책임이라는 이름으로 정신박약의 부모로부터 아이를 빼앗아가는 미국 사회의 폭력성. 굳이 멀리서 찾을 필요 없이 우리 주변을 돌아보면 폭력이 강요되고 정당화되는 경우를 많이 본다.

우리의 밥상은 어떠한가. 아이들은 키가 커야 한다는 이유로 집에서나 학교에서 먹고 싶지도 않고 소화도 되지 않는 우유를 강제로 마셔야 하고, 충치를 예방한다는 이유로 일주일에 한 번씩 학교에서 불소 양치를 해야 한다.

우리는 모두 교육적 가치와 공익이라는 이름으로 폭력을 묵인하고 있는 공범자인지도 모른다.

아이들은 밥상머리 앞에서, 그리고 학교에서 서슴없이 폭력적 상황에 익숙해지고 또 다른 유형의 폭력을 배워 간다. 아이도, 어른도 공공의 이익과 사회 질서라는 미명 아래 폭력을 강요받고 폭력을 행사하는 일들을 묵인하고 정당화해간다.

우리는 엄마가 해준 음식들만 먹어야 하고 식당에 가면 몇 가지의 음식 안에서 선택을 해야 한다. 슈퍼마켓에 가서 즐비하게 놓인 다양한 식품들 가운데 내 취향에 맞게 골라서 사고 있다고 생각할지 모르지만 우리는 시장에 나온 물건만을 살 수 있으며 이것 또한 한정된 범위 안에서 일어나는 별 볼일 없는 자율적 선택이다.

대형 슈퍼마켓에 가면 수많은 가공식품들의 산더미 속에서 탄성과 함께 문명의 혜택을 고마워할 수도 있겠지만, 그곳에 있는 대부분의 식품들은 단지 밀가루와 설탕과 버터와 식품첨가물들로 만들어진 식품 그 이상이 아니라는 것을 곧 알 수 있다.

하루는 칼국수, 하루는 라면, 하루는 자장면, 하루는 스파게티, 하루는 샌드위치……. 이렇게 먹으며 우리는 매일 다양한 음식을 먹을 수 있는 것에 행복해 하기도 하고 오늘은 또 무엇을 먹을까 골라 먹는 재미를 즐기며 행복한 고민을 하기도 한다.

하지만 매일 다양한 음식을 먹고 있다는 것은 착각에 불과하다. 우리가 먹고 있는 것은 단 한 가지, 밀가루라는 음식뿐이다. 우리의 불행은 고기 못 먹고 우유 안 마시고 더 좋은 것 못 먹어서 생긴 것이 아니고 다양한 식품을 먹지도 못하면서 매일 다른 음식들을 잘 먹고 있다고 착각하는 것에서 시작된다.

어떤 주부는 결혼한 지 13년이 되었는데 생선 비린내가 싫어서 한 번도 생선 요리를 하지 않았다고 한다. 그런데 더 큰 문제는 큰딸이 초등학교 6학년인데 그 아이가 열세 살이 되도록 한 번도 생선을 먹어보지 못했다는 사실이다.

엄마들의 장바구니를 가만히 살펴보면 엄마가 먹을 수 있는 음식, 엄마가 요리할 수 있는 음식들이 대부분이다. 아이와 가족을 위한다면 좀 더 세심하고 충분히 고려된 것이어야 할 텐데, 실상 장바구니 안은 아이가 좋아하고 엄마가 편하다는 이유 하나로 햄과 어묵, 냉동 만두와 반 조리된 식품들이 대부분이다.

부모들이 교육적 차원에서 아이들에게 다양한 음식을 경험할 수 있도록 나물 반찬 등을 비롯해 전통적 음식, 지역에서 생산되고 제철에 생산되는 음식들을 먹이려고 노력하는 모습은 찾아보기 어렵다. 그런 음식들은 오로지 아이들이 먹지 않는다는 이유만으로 외면당한다.

〈집으로〉라는 영화를 보면 집 나갔던 딸이 오랜만에 친정집에 와서 늙은 노모에게 철부지 아들을 맡기고 가는데, 한 보따리의 콜라와 초콜릿, 초코파이를 던져주며 알아서 먹을 거니까 먹을 것 걱정하지 말라고 말한다. 어느새 요즘 아이들은 엄마를 편하게 하는 가공식품들로 온통 자신의 배를 채우게 되었다.

가족을 위한 장바구니라고 하지만 거기에는 엄마의 작은 경험과 편향된 식습관에서 비롯된 경우가 대부분이다. 그러면서도 엄마들은 가족들을 위해 매일 반복되는 힘들고 지루한 일들을 해내고 있다고 자위하거나 불만을 토로한다.

지금의 20~30대의 엄마들은 전통적이고 다양한 우리의 음식을 먹어본 경험이 별로 없는 세대다. 부모가 해준 밥은 흰쌀밥이었고 햄과 소시지 반찬을 좋아했고 달걀과 피엑스에서 흘러나온 버터를 넣어 비벼 먹는 밥이 맛있었던 세대이다.

자신이 먹고 좋았던 음식 속에 냉이와 달래와 씀바귀가 없는데 이것을 아이를 위해 차릴 부모가 있겠는가.

아이들의 편식은 엄마의 편식에서 비롯된 것이다. 엄마의 습관들이 재검토되고 엄마의 음식에 대한 생각들이 달라지지 않는 한 아이들의 미래에는 희망이 없다.

인류는 3,000여 가지 이상의 음식을 먹었다고 한다. 그런데 다국적 식품 재벌들의 식품 획일화 전략으로 인해 현재 인류는 150가지 정도의 음식을 먹고 있다고 한다.

중국 사람들은 먹어서 망하고 한국 사람들은 입어서 망한다는 말이 있다. 이것은 소비의 양에 관련된 서로의 문화를 빗댄 이야기이지만 우리는 제대로 먹어서 흥할 수 있는 민족이었다.

우리 조상들은 산과 들에 나는 모든 풀, 뿌리들을 나물로 무쳐 먹었는데, 그 가짓수가 250여 가지나 된다고 한다. 우리의 전통적인 식생활에는 다양한 음식들을 먹었던 조상들의 지혜가 숨어 있다.

요즘 주부들의 장바구니를 한번 들여다보면 항상 먹는 음식들이 사계절 모두 거기서 거기다. 배추, 무, 가지, 호박, 당근, 양파, 감자, 고구마, 시금치, 콩나물 등 한결같이 똑같다. 고작해야 20가지를 넘지 않을 것이다.

아파트에 일주일에 한 번씩 들어오는 장터에서도 나물들은 찾을 수 없다. 하루는 하도 이상해서 노점을 차린 할머니에게 물었더니 "새댁들이 먹어야 가져오지"라고 말씀을 하신다.

우리 부모들은 그것들이 억세고 질기고 영양가 없는 흔하디흔한 별볼일 없는 식품들로만 여겼기 때문에, 나물을 먹지 않는 아이들은 나무라지 않아도 우유, 치즈, 고기를 먹지 않는 아이들은 편식한다고 야단을 쳤다.

지금 세계는 환경 파괴와 육식 위주의 식문화와 식품 재벌들의 식품 가공 정책에 의해 식품의 다양성을 잃어버렸고, 온통 세상은 화학물질이 넘쳐나고 이윤을 많이 챙길 수 있는 식품들로 가득 차버렸다.

우리에게 가장 큰 위기는 나무들이 자라고 벼들이 자라고 채소가 자라나야 할 땅들이 모두 목초지가 되어 소들을 비롯한 사육 동물들이 뜯어 먹고 있다는 사실이다.

뿐만 아니라 지역적·생태적 특성과는 무관하게 수확이 많은 품종들로 대체되고 농약과 화학비료의 사용을 불사하여 땅과 물과 공기가 더럽혀지고 있다는 사실이다.

지금 우리에게 필요한 것은 우리 땅 곳곳에서 나는 제철의 다양한 식품들을 먹기 위해 노력하는 것이다. 봄에는 달래와 냉이, 씀바귀와 취나물, 봄동과 두릅 등 계절 향기 가득한 식품들이 그리워져야 한다. 그리고 우리의 아이들이 어려서부터 그 향과 맛에 취해서 살 수 있어야 한다.

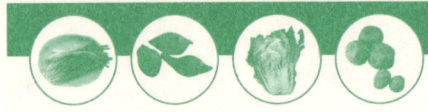

# 인스턴트, 가공식품의
# 첫 번째 희생 세대

**젊**은 엄마와 아빠들 중에는 자신이 피자나 치킨이 먹고 싶어서 오히려 아이들을 꼬드기는 경우가 종종 있다. 아이들에게 "피자 먹고 싶지 않니?"라고 물어서 그렇다고 하면 얼씨구나 하며 사들고 오거나 주문을 한다. 어른 체면에 자기가 먼저 먹고 싶다고 말하는 것은 쑥스럽지만 아이들 핑계 대고 한 번 먹게 되는 것은 너무나 명분 있는 일이기 때문이다.

그렇지 않다면 흔한 음식인데 우리 아이도 먹어야 한다는 강박관념의 산물이든지, 아니면 영양가가 많고 아이가 좋아할 것이라고 단정지은 음식을 통해 아이에게 최선을 다하고 싶은 부모의 애정 어린 심정이 있을 것이다.

그런데 왜 우리는 아이들에게 "너 냉이나 달래 먹고 싶지 않니?"라는 말은 못 하는 것일까. 지금의 40대들은 인스턴트, 가공식품의 첫 번째 희생 세대들이다. 그들은 분유를 먹었던 첫 번째 세대요, 밀가루와 설탕과 식용유를 즐기기 시작했던 첫 번째 세대이다.

어렸을 적 명절 때 이웃과 친척집에 설탕 3kg짜리를 심부름한 기억이 난다. 그러고도 한동안 우리는 명절 때 식용유 선물 세트를 선물하곤 했었다. 그 시절에 설탕과 식용유는 귀한 것이었고, 명절이나 특별한 날에 설탕을 많이 사용한 음식과 기름을 사용한 지짐이나 튀김을 먹곤 했었다. 그때는 설탕을 많이 먹고 튀김을 자주 해 먹는 집이 부잣집이었다.

하지만 어느 순간 이 두 가지 식품은 아주 흔한 식품이 되어버렸고 우리는 일상적으로 설탕과 식용유를 즐기게 되었다. 설탕의 달콤함 때문에 몰래 부엌에서 한 숟갈씩 훔쳐 먹거나 토마토나 딸기 같은 것을 먹을 때에도 푹 찍어 먹던 기억이 있다. 도시의 새로운 식문화 속에 살았던 사람들은 다른 지역 사람들에 비해 취약한 건강 상태를 보이고 있다.

설탕과 기름은 뇌의 신경 전달과 생화학 반응에 변화를 가져와 마약처럼 탐닉하게 만든다고 한다. 설탕 탐닉은 단순한 의지와 각오로 해결할 수 있는 문제가 아니라 어릴 적 아련한 추억과 함께 이미 길들여진 습관을 바꿔야 하는 힘든 문제가 되어버렸다.

'고기도 먹어본 사람이 먹는다'고 달고 기름진 음식에 한번 길들여지기 시작하면 그 중독성에서 벗어나기가 쉽지 않다. 달고 기름진 음식을 절제하지 못하고 걸신들린 모습이 되고 마는 것이다. 많은 사람들이 설탕과 기름의 환상적 콤비인 도넛의 맛을 잊지 못하는 것도 마찬가지다.

식생활 상담소를 운영하며 아이들의 식생활 상담을 하는 동안 나는 너무나 놀라운 사실을 발견했다. 상담소가 있었던 건물에는 7개의 의원이 들어와 있었는데 소아과, 내과, 이비인후과에 하루 500여 명의 아이 환자들이 다녀가는 것이었다.

아이들은 한 번 감기에 걸리면 열흘, 보름을 병원에 다녀야 했고 중이염이나 비염으로 고질화되기 시작하면 한 달은 고사하고 일 년 열두 달 병원 문턱을 밟아야 했다. 덕분에 식생활 상담을 받고 영양 상태를 파악하고 싶어 하는 엄마들이 이어졌다.

상담을 하며 놀라웠던 것은 아이들이 문제가 아니고 엄마들이 대부분 환자라는 사실이었다. 자신의 일에만 열중하며 살아온 주부들은 젊은 나이에 유방암, 갑상선 질환, 자궁근종, 만성 피로, 만성 위염, 수족냉증 등으로 고생하고 있었다. 병원과 한의원을 드나들고 건강식품을 한 보따리씩 사들이지 않은 집이 없을 정도였다.

아이들의 편식은 엄마들의 편식 때문이다. 아이의 편식이 걱정된다면 엄마의 식생활부터 점검하고 식생활 개선을 해야 한다. 아이들의 편식을 개선하고 식생활의 문제를 바꾸어나가기 위해 어른들의 식생활 점검과 반성은 무엇보다 우선시되어야 할 일이다.

부모들의 식생활 변화를 통해 부모의 건강도 함께 고려되어야 한다. 결국 식생활의 변화라는 것은 아이를 위한 행위만도 아니며 가족 모두에게 행복을 가져다주는 길이다.

지금의 40대들은 분유와 밀가루와 설탕과 식용유를 먹었던 첫 번째 세대로, 50대들의 건강과 비교해서도 차이가 난다. 지금의 50대들, 전후 세대들은 못 먹고 못 입고 궁핍한 어린 시절을 보내야 했다. 하지만 그들의 건강 비결은 여기에서 시작한다.

성장기 때 차라리 굶거나 못 먹게 되면 신체는 생존 모드로 돌아가게 된다. 영양을 알뜰히 소화하고 흡수해서 이용하는 방식을 터득하는 셈이다. 이는 곧 체력을 의미하고 인생을 살아가는 데 커다란 밑천이 된다.

하지만 지금 대부분의 40대들은 성장기를 부모의 과잉 육아, 과잉 영양 속에 보냈기 때문에 건강의 수준은 50대를 쫓아가지 못한다.

만약 성장기 때 잘못 먹거나 화학물질들을 많이 먹게 되면 신체는 위급한 상황에서 벗어나기 위해 시급한 것을 먼저 처리할 수 있도록 모든 기능을 집중하는데, 이로 인해 성장과 발육은 뒷전으로 밀리게 된다. 여기서 말하는 성장과 발육은 질적이고 종합적이고 전인적인 것을 의미한다.

요즘 아이들은 굉장히 큰 것이 사실이다. 모든 동물들은 자기 성장기의 5배 정도의 시간을 산다고 한다. 25년을 살다가 죽어가는 소보다 수명이 더 짧은 양과 염소들은 빠르게 성장하기 위해 그들의 젖 속에 많은 양의 단백질과 미네랄을 함유하고 있다.

현대인들의 성장이 좋아졌다고 하는 것은 동물의 젖을 많이 먹고 고기를 많이 먹어 단백질과 미네랄의 보충을 충분히 했기 때문이다. 하지만 이는 곧 수명의 단축을 의미한다. 빨리 성숙하면 빨리 늙고 빨리 늙으면 빨리 죽는 것은 자연의 당연한 이치이다.

그래도 굵고 짧게 살겠다고 생각할지 모르지만 조상 대대로 먹어보지 못한 음식들로 인해 새로운 음식에 대한 적응이 쉽지 않은 상황에서 우리는 노화의 촉진을 앞당겨 삶의 질을 보장받을 수 없게 되었다.

일본의 경우 식생활의 빠른 변화를 치명적으로 겪은 지금의 50대들이 노동력을 상실하고 사회에서 고립되고 있는데 이들로 인해 일본은 '누워 있는 노인들의 천국'이라 불리고 있다.

우리의 미래도 일본과 크게 다르지 않을 것이다. 이웃나라 일본의 식생활 변화에 따른 경험에서 배워야 되고, 그 거대한 흐름을 바꾸어 놓기 위해 애써야 한다.

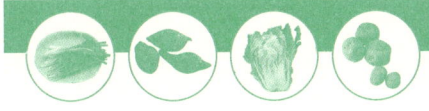

# 고단백과 고칼슘의 환상

우리 사회 안에 퍼져 있는 고기와 우유로 대표되는 단백질과 칼슘에 대한 환상은 실로 대단하여 고기 안 먹고 우유 안 마시면 불안해 하는 사람들이 상당히 많다. 이러한 생각은 모든 가공식품들에 상업적으로 이용되어 한층 가속되고 있다.

엄마들은 아이들에게 우유를 마시게 해야 하고 항상 고기반찬을 주어야 한다고 생각한다. 어른들도 역시 고기를 먹어야 힘이 나거나 제대로 된 접대를 받았다고 생각하고, 우유를 마셔야 나이 들어 빠져나가는 칼슘을 보충하고 골다공증을 예방할 수 있을 거라고 생각한다. 이제 사람들은 단백질 부족과 칼슘 결핍에 대한 염려가 일상화되어 건강 염려증만을 불러오고 있다.

우유 안 마시고 고기 제대로 못 먹어도 지금까지 잘 살아왔는데 왜 이렇게까지 안 먹으면 큰일 날 것처럼 안달하는 경지가 되었을까.

분명 조작된 여론이 있다. 조작된 여론이 한때의 유행이 아니고 절대적 가치와 이념이 되어가는 이유는 이런 생각들로 누군가 득을 보는 사람이 있기 때문이다.

또한 현재 자신의 삶이 만족스럽지 못하다는 것을 의미한다. 엄마들은 아이가 잘 커야 하기 때문에 고기와 우유가 있어야 하는 것 아니냐고 말하지만, 좀 더 솔직해진다면 부모들이 키가 작아 겪은 설움과 부당함에 대한 항변에 가까운 이야기를 하고 있는 것과 같다.

엄마들의 내면에는 자신의 키 작은 설움이 숨어 있고, 덩치가 작아 부당한 대우를 받았다는 한과 아쉬움이 서려 있다. 이것도 아니면 최소한 중간은 가야 되고 적어도 손해는 보지 않기 위해 기본은 해야 된다는 근거 없는 자식 사랑에서 나왔을 것이다.

이러한 현상은 서구적 삶에 대한 동경과 경쟁적으로 고양된 사회적 분위기에서 비롯된 것이고 상업적 전략에 의해 더욱 악화되었다. 우리나라의 경우는 식생활을 비롯한 서구 문명이 여과 없이 빠르게 전파된 것과 낙농업계와 축산업계의 육성 전략, 국가 차원의 산업 조정에 따른 지원 정책에 의해 고착되어왔다.

우리는 지금 캘리포니아 오렌지를 먹으며 넘치는 비타민 C를 연상하고 건강에 좋을 것이라는 생각을 하지만, 오렌지의 선택에는 또 다른 이면이 숨겨져 있다.

오렌지가 제주도 감귤보다 더 맛있고 비타민도 더 많을 거라고 생각하면서 먹고 있지만, 속으로는 우리의 것보다 더 고상하게 보이는 서구적인 삶과 그들의 음식들을 부러워하고 있을 수도 있다. TV나 영화에서 부분적으로 보여주는 그들의 고상하고 우아하게 보이는 삶처럼 꿈을 꾸고 싶은지도 모른다.

잘못된 환상에서 벗어나 바른 식생활을 실천하기 위해서는 먼저 자신의 생각의 뿌리를 찾아내고 편견과 오해를 버려야 한다. 편견과 오해는 진리를 바로 보지 못하는 데서 비롯되고, 진리를 바로 보지 못해 생기는 편견과 오해는 시간이 갈수록 눈덩이처럼 커지기 마련이다.

식생활에 대해 잘못된 생각을 갖게 되는 것은 개인적인 차원의 문제라기보다 더 사회적인, 근원적인 문제가 있다. 사회와 국가, 민족의 자립에 관련되어 있는 문제이기도 하다. 이미 50년대부터 과잉 생산된 미국의 잉여 농산물 중에 하나인 밀가루는 우리에게 무상 원조되었고 이후 우리의 식생활은 파행을 걷게 되었다.

이로 인해 우리 밀의 자취는 온데간데없게 되었고 우리 식탁은 수입 밀가루 음식 일색이 되어 수입에 의존하지 않고는 국내 수요를 채울 수도 없게 되었다. 우리 밀가루의 가격 경쟁력 또한 이미 오래전에 잃어버렸다.

결국 인류와 민족 간의 불평등은 우리의 식문화를 송두리째 바꾸어 놓았다. 이제 고기는 다음 차례를 맡고 있다. 고기에 대한 수요는 늘어나고 있지만 한우는 찾아볼 수도 없고 축산과 낙농이 적합하지 않은 국내의 지리적 조건은 가격 경쟁력 자체를 상상할 수 없게 한다.

전적으로 식품의 자급을 남의 손에 맡기어야 할 상황이다. 더더구나 쌀 시장이 개방되면 우리의 식품 자급률은 현재 30%도 안 되는 수준에서 5% 수준으로 주저앉는다고 한다.

우리는 지금 빵을 먹고 고기를 찾는 것이 식량 종속국이 되어 식량의 무기화에 따른 세계적 위협을 초래할 수 있음을 감지하지 못하고 있다.

고기와 우유는 이제 그 옛날의 고기와 우유가 아니다. 유전자 조작이 되었을지도 모르는 곡물 사료와 성장호르몬과 항생제와 백신에 찌들어버린 소들이 만들어낸 고기이고, 송아지를 키우기 위해 분비하는 소들의 젖은 사랑의 젖이 아닌 더 많은 젖을 짜내기 위해 사용된 여성 호르몬제와 항생제가 넘쳐나는 고통과 슬픔의 젖이 되어버렸다.

현대인의 질병의 많은 원인이 고기와 우유와 빵에서 비롯되고 있다. 곡류와 채식 위주의 식사를 주로 했던 동양 민족들은 많은 양의 단백질을 소화시킬 만큼 위액의 분비가 넉넉하지 못하다. 소화되지 않은 단백질을 우리 몸은 이물질로 인식하여 면역 기능을 과도하게 발동한다. 이것이 알레르기 질환의 출현이고 모든 질병의 시작이 되고 있다.

우리 몸에서 피가 되고 살이 되고 호르몬이 되고 신경전달물질이 되고 항체가 되는 단백질같이 중요한 영양소는 쉽게 배설되거나 몸에서 사라지지 않는다. 현대 영양학이 권장하고 우리가 생각하고 있는 양처럼 그렇게 많은 단백질을 우리 몸은 필요로 하지 않는다.

또 고농축의 영양의 보고라는 우유를 마셔 완전히 소화하고 잘 흡수할 수 있는 능력을 가지고 있지 못하다. 고기와 우유, 밀가루 식품을 즐기게 된 결과 우리는 만성적인 알레르기의 홍수 시대에 살게 되었다.

우유는 아무리 칼슘이 많아도 완전히 흡수되지 않고 다른 미네랄의 흡수를 방해한다. 우리 몸에 중요한 건 칼슘이 아닌 영양의 균형이다.

육류와 우유를 주로 먹으며 유목생활을 했던 서양인들조차도 육식 위주의 식생활을 반성하고 있다. 그들은 우리보다 그러한 음식에 적응되어 있음에도 불구하고 지난날의 식생활을 조금씩 바꾸어나가고자 노력하고 있다.

우리도 생각을 바꾸고 식생활을 바꾸어나가야 한다. 우리 몸은 동물들의 살과 그들의 젖을 먹지 않아도 살 수 있게 되어 있다. 그리고 단백질을 반드시 육류를 통해서 보충할 이유도 없다.

우리는 이제 평화로운 환경에서 제대로 자란 소들의 고기와 젖들을 원한다. 그것 또한 어쩌다 가끔 먹을 수 있는 것들이어야 한다. 어릴 적 기억처럼 생일날, 잔칫날, 명절날과 같이 특별한 날에 기다려지는 귀한 식품이어야 한다.

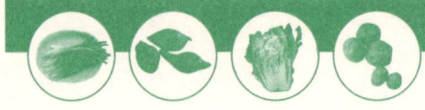

# 부모의 입맛을 닮아가는 아이들

엄마들은 대체로 아이들에게 음식을 한두 번 해주고 나서 아이들이 별로 좋아하지 않거나 잘 먹지 않으면 쉽게 다시 밥상에 올려놓지 못한다. 만약 그 음식이 엄마가 또는 아빠가 좋아하는 음식이었다면 어떨까 하는 생각을 해본다.

요즘 엄마들은 옛날 엄마들과 달리 생활에 여유가 있어서이기도 하지만, 가족을 위해 자신을 희생해야 된다고 생각하지도 않는다.

아이들의 편식은 부모들의 편향된 식생활 때문이다. 아이들은 부모들이 차려준 밥상머리 앞에서만 오로지 경험하기 때문이다. 아이들은 부모가 만들어준 다양한 음식을 먹어가며 경험하기도 하지만, 밥상 위에 오른 음식들을 먹지 않는다고 해도 자꾸 눈으로 보고 코로 냄새 맡으며 머릿속 깊은 곳에 새겨두기도 한다.

음식의 빛깔은 시각세포를 통해 뇌에 기억되며, 음식의 냄새나 음식 속의 기체 상태의 화학물질은 음식의 고유한 향기로 후각세포를 자극하며 뇌에 각인된다.

아이들은 성장하면서 엄마가 어릴 적 많이 해주던 음식, 엄마와 아빠가 잘 드셨던 음식은 물론 너무나 먹기 싫었지만 엄마가 정성껏 먹어보라고 권했던 음식들까지도 기억한다. 그러면서 음식에 대한 적대감들이 서서히 사라지고 한번 먹어볼까 하는 마음을 내보기도 한다.

안 좋은 기억조차도 음식에 대한 거부감을 해소하는 데 커다란 도움을 준다. 살아가는 동안 중요한 것은 거부감과 두려움을 없애는 일이고 사소한 편견들을 없애는 일들도 밥상머리에서 가능하다.

사람들은 누구나 새로운 것에 두려움을 느낀다. 나이가 들면 들수록 변화는 더욱더 두려운 것이 되고 새로운 것들은 더 이상 신선하지 않다. 편식을 하는 데 있어 가장 중요한 문제들 중에 하나도 음식에 대한 두려움이다. 새로운 것에 대한 두려움이 없는 사람들은 미식가가 되든지, 아무튼 편식을 걱정할 이유는 없겠지만 많은 사람들이 새로운 환경에 적응하는 데 힘들어 한다.

어렸을 적 먹어보지 않았던 음식들을 성인이 되어 먹어야 한다는 것은 많은 노력과 결단이 필요한 일들이다. 더구나 한 번 본 적도 없는, 냄새 맡은 적도 없는 음식들에 대해 선입견 없이 덥석 먹어보고자 하는 마음을 내는 일은 쉽지 않다.

아무리 싫은 음식이라고 한들 그것 한 번 먹는다고 죽지도, 탈이 나지도 않지만, 맛이 없거나 이상하지 않을까 하는 사소한 선입견 때문에 우리는 다양한 음식을 먹을 기회를 잃어버리곤 한다.

편견 없이, 선입견과 거리낌 없이 사는 것은 중요한 일이다. 편견과 선입견이 많으면 많을수록 결국 손해는 자신에게 일어난다. 그것이 영양학적 손해든, 신체 균형의 상실이든 그 대가는 자못 크다.

우리는 성장하면서 가정과 학교와 사회에서 많은 편견과 선입견들을 배워온다. 좀 더 자유로운 삶을 살아갈 수 없는 이유는 전통적 가치와 사회적 규칙들을 비롯해 생활 깊숙이 우리의 삶을 통제하는 관습과 반복된 행위의 결과들 때문이기도 하다.

사람들은 자신의 프로필을 소개할 때 어떤 음식을 좋아하고 어떤 날은 어떤 음식을 즐긴다고 자랑하듯 말하지만, 아주 특별히 좋아하는 음식이 있거나 그것을 자주 즐기고 있다면 결국 남는 것은 영양의 불균형뿐이다.

특별히 좋아할 것도, 싫어할 것도 없는 것이 우리가 밥상 앞에서 가져야 할 자세이지만, 사회는 무언가 개성 있는 자신만의 삶을 위해 항상 좋아하는 음식, 즐기는 음식 한두 가지는 정해놓아야 되는 것처럼 떠벌리고 있다.

자기가 특별히 좋아하는 음식이나 즐기는 음식을 자세히 보면 그것은 어릴 적 부모가 자주 해주었거나 아니면 너무 해주지 않아 한이 맺힌 음식들이다. 한 맺힘과 막연한 동경, 그 이상이 아닌 것을 우리는 미식가로 찬미하고 미식의 여행을 정당화하고 있는지도 모른다.

 분명 음식에 있어 중요한 것은 어릴 적 기억이다. 부모가 정성껏 마련해준 음식을 통해 감사의 마음을 배우고 다양한 음식들을 경험하며 편견 없이, 선입견 없이 살아가는 방법을 배우는 시간이 무엇보다 중요하다.

 지금 아이들의 편식이 걱정이라면 부모들의 편식을 먼저 점검하는 것이 필요하다. 그리고 아이들이 먹지 않고 싫어하는 음식들조차도 자주 밥상에 올리며 음식의 향내라도 맡게 해주어야 하고 부모가 먼저 맛있게 잘 먹는 모습을 보여주어야 한다.

 아이들이 조금 더 성장하면 음식에 대한 편견이나 선입견 없이 그 어릴 적 만났던 음식들을 보며 "아, 우리 엄마가 잘해주던 것, 우리 아빠가 좋아했던 것" 하며 자연스레 먹고자 할 것이다.

 아이들을 걱정할 이유는 없다. 걱정이 되는 것은 부모들의 편식과 섣부른 편견에 따른 판단일 뿐이다.

 부모들은 이제 밥상을 차렸으면 당장 아이들이 그것을 먹어 튼튼히 자랄 것만을 기대하지 말고, 이다음에 아이들이 커서 소중히 간직할 기억들을 만들어간다는 생각으로 기다릴 줄도 알아야 한다.

 그것은 지금 당장은 먹지 않아도 나중에 다 먹게 되는 기회를 마련해주는 일이다. 아니, 어쩌면 아이들은 이미 지금 보는 것으로 먹는 것을 시작하고 있는지도 모른다.

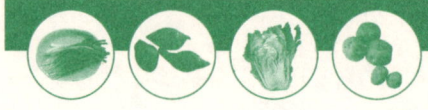

## 편식을 불러오는 육식

어른들도 마찬가지이기는 하지만 아이들에게 문제가 될 수 있는 육류와 밀가루 음식과 달걀과 우유와 튀긴 음식들 같은 것들을 삼가야 한다고 말하면 대부분의 부모들과 어른들은 그렇게 아이들에게 편식을 강요하면 되겠느냐고 오히려 반문한다. 누가 누구의 편식을 강요하고 있는지는 좀 더 자세히 살펴볼 일이다.

입맛이 변질된 아이들은 오로지 달고 기름진 것들을 좋아한다. 달콤한 음식, 튀긴 음식, 적당한 기름이 들어 있는 고기와 생선을 싫어하는 아이들은 별로 없다. 아이들은 고기가 있으면 다른 반찬에는 손을 대지 않는다. 고기를 안 먹이는 것이 편식이 아니고 고기만 먹여서 다른 음식들을 먹을 기회를 빼앗아버리는 것이 오히려 편식을 강요하는 더 큰 문제이다.

아이들은 어른처럼 고기를 쌈에 싸서 먹는 일도 드물고 다른 반찬 먹어가며 먹지도 않는다. 고기반찬이 있다면 오로지 고기와 밥으로 식사를 끝낸다. 더욱이 부모들은 고깃집에 가면 아이들에게 고기 먼저 먹고 밥은 나중에 먹으라고 하고, 한정식 집에 가서도 고기와 반찬을 잔뜩 먹게 한 다음에서야 밥을 준다.

다양한 음식을 먹지 못하게 하는 것은 어른들의 음식에 대한 잘못된 생각과 상업적인 식품 획일화 전략, 서구적 식생활에 대한 막연한 동경에 깊은 뿌리를 두고 있다.

서구적 식생활이 스테이크와 빵과 감자 몇 쪽 먹는 것으로 가능하다고 해서 우리도 그럴 수 있다고 생각한다면 육식으로 인한 아이들의 편식은 더더욱 심해질 것이다.

아이들이 잘 먹는다고 해서, 또는 아이들이 크는 데 단백질이 많이 필요하다고 해서 매일 고기반찬을 해주게 되면 아이들은 다른 반찬을 먹을 기회를 영원히 잃게 된다.

아이들에게 콩나물과 시금치, 호박과 가지, 오이와 당근은 당연히 고기보다 맛있게 느껴지지 않을 것이다. 이런 것들을 먼저 먹으며 고기를 나중에 먹거나 조금 먹는 일은 어른들 사이에서도 쉽게 볼 수 없는데 하물며 아이들에게 그것이 가능하겠는가.

한 고등학교 급식 현장을 방문했을 때 아이들은 13분도의 정부미와 돈가스 두 덩어리, 그리고 수프 한 대접을 먹고 있었다. 학교 교장 선생

님은 우리 학생들은 같은 돈을 내고도 항상 고기를 마음껏 먹고 있다고 자랑을 늘어놓았다.

그리고 돈가스를 마음껏 줄 수 있는 것은 가격이 3분의 1밖에 되지 않는 정부미를 주어서 가능한 것이며, 된장국을 주면 70%가 잔반으로 나오기 때문에 된장국 대신 대접에 수프를 주고 있다고 설명하였다. 그리고 덧붙여서 말하기를 김치 몇 조각과 미역무침 몇 조각마저 먹지 않고 남기는 모습을 보면 우리나라도 하루빨리 급식을 서구식, 건식으로 바꾸어야 한다는 생각이 든다고 하였다.

이렇게 어이없는 일들이 아이들을 위한다는 미명 아래 일어나고 있었다. 쌀이 남아돌고 있는데 단지 매일 고기를 먹기 위한 방편으로 우리 아이들에게 영양가 없고 맛도 없는 3년 전 묵은 쌀을, 그것도 열세 번이나 도정한 쌀을 먹이고 있다는 사실을 부모들은 꿈에도 생각지 못할 것이다.

전문가인 영양사들에 의해 엄마가 차려준 밥상보다 더 영양가 있는 밥을 먹고 있겠지라는 생각은 어쩌면 부모들의 순진한 희망사항일지도 모른다.

학교 급식은 국가의 식량 수급에 일조하는 것을 목표로 삼고 있다. 쌀이 남아돌면 아이들이 묵은 쌀을 먹어주어야 하고, 우유가 남아돌면 아이들이 먹어치워야 아이들은 이 사회의 역군이 되고 미래의 희망이 된다고 한다.

많은 부모들과 학교 선생님들은 아이들이 음식을 가려 먹거나 우유를 마시지 않는 일이 병을 치료하기 위해 일시적으로 양보할 수 있는 문제라고 생각하기는 하지만, 이것은 아이들의 편식을 조장하는 일이며 아이들을 위해 결코 바람직하지 않다고 바라보고 있다.

지금 학교 급식은 뒤떨어진 칼로리 중심의 현대 영양학과 잘못된 영양 지식들로 아이들의 온전한 식습관을 방해하고 있다. 그리고 어느 누구도 책임지지 않고 있다.

아이들이 고기를 잘 먹기 때문에 아이들이 좋아하는 것을 주어 잔반을 줄이고 만족도를 높일 뿐만 아니라, 아이들이 잘 먹었다는 소리와 함께 학교 급식이 잘되고 있다는 이야기들을 부모로부터 듣고 싶은 잘못된 생각이 극에 달해 있다.

대량으로 음식을 조리해야 하는 현실은 생선까지도 조림이나 구이가 아니라 튀김으로 요리하도록 만든다. 단지 아이들이 좋아한다는 이유로 모든 재료를 기름에 튀기며, 조미료 잔뜩 넣어 반조리 상태로 유통되는 냉동식품들과 햄이나 소시지, 핫도그와 피자와 케이크, 수입 과일들이 버젓이 판을 치고 있는 것이 지금 학교 급식의 현실이다.

조류 독감으로 닭의 수요가 줄었을 때 아이들은 한 번에 세 개씩 먹었던 치킨 볼을 다섯 개씩 먹을 수 있었다. 학교 급식은 사회의 긴박한 식량의 수급 문제를 해결하는 데 역사적으로 기여했다. 하지만 그것은 본인의 의지와 선택에 따른 것이 아니었으며, 폭력의 또 다른 이름일 수도 있는 일이다.

육식을 찬미하는 사회는 편식이 만연한 사회이며 사람들의 균형 잃은 사고들이 위장된 사회이다. 다양한 식사를 위해 육식과 우유 급식을 이야기하는 것이 아니라는 것을, 그 뒤에 숨겨진 순수하지 않은 왜곡된 의도들이 있음을 우리는 제대로 보아야 한다.

우유 한 잔을 마심으로써 배를 채우고 밥맛을 잃어버리는 아이들, 고기만 있으면 다른 반찬에 손도 대지 않는 아이들의 현실을 보며 과연 어떤 음식들이 더 큰 편식을 일으키고 있는지 곰곰이 다시 생각해 볼 일이다.

# 4장

## 밥상머리에서 완성되는 밥몸맘 건강법

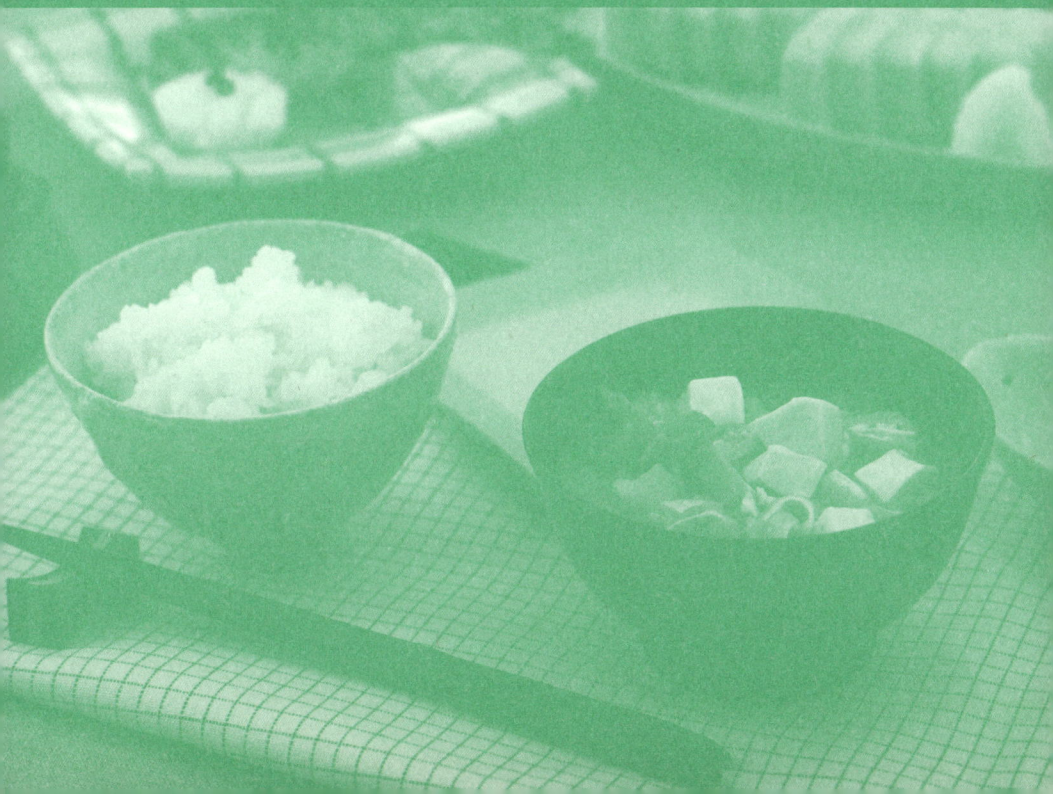

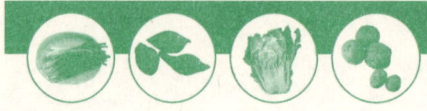

# 습관은 제2의 천성

우리 몸은 먹는 것으로 만들어지고 마음의 평정은 몸이 조화롭게 일할 수 있도록 도와준다. 적절한 운동과 자극, 행동은 세포 하나하나, 조직 하나하나가 살아야 할 이유를 만들어주며 규칙적인 생활 습관은 자연의 질서 속에 머물게 해준다.

하지만 많은 사람들이 몸과 마음을 혹사시키며 산다. 생명을 위협하는 일들 하나하나가 죽음으로 가는 길인지도 모르고 그런 일들을 서슴지 않는다. 대충 먹거나 많이 먹고, 굶거나 제때에 먹지 않고, 늦게 잠들거나 안 자고, 대·소변이라는 자연스런 배설의 행위들을 의지 하나로 참아버리는 일들을 서슴지 않는다.

마구 화를 내거나 걱정을 하는 것이 무엇을 의미하는지도 모르고 습관적으로 화를 내고 습관적으로 일어나지도 않을 많은 일들을 걱정한다. 또 빠르게 일을 처리하는 것이 무엇을 의미하는지, 늦게 자는 것이 무엇을 의미하는지 모른 채 습관적으로 하는 행동들에 익숙해져 있다. 그러나 우리 몸은 혼신을 다해 몸 안의 질서와 균형을 잡으려고 애쓴다.

우리 몸은 각 기관과 기관을 이루는 조직과 조직을 이루는 약 100여 조의 세포로 구성되어 있다. 인체의 가장 작은 단위인 세포 하나하나가 건강해야 조직이 건강하고, 조직 모두가 건강해야 기관이 건강하고, 각 기관마다 자기 역할을 충실히 수행하고 서로 협동하여 복잡한 기능을 수행하며 균형과 조화를 잘 이루고 있을 때 건강하다.

구슬을 꿰어 만든 목걸이에 구슬 하나가 빠져버리면 목걸이로서의 기능을 잃어버리는 것과 같이, 오케스트라의 연주가 어느 한 악기의 불협화음으로 연주 전체를 망치듯이 하나하나의 역할이 중요하다. 그리고 모두가 그렇게 연결되어 균형을 이룰 때 온전한 생명이 되고, 진정한 행복에 이른다.

만일 연관되어 있는 한 고리가 끊어져버리면 결국은 파멸과 죽음으로 이어지는 것이 인체의 섭리이고 자연의 이치이다. 어느 한 기관을 혹사시키는 생활로 인해 그 기관이 더 이상 제 역할을 할 수 없게 되면 다른 기관과의 생명의 사슬은 끊어지고 죽음으로 치닫게 된다.

따라서 세포 하나하나의 건강이 중요하고, 모든 조직과 기관이 무리하지 않고 생명이 다하는 그날까지 자신의 역할을 수행할 수 있도록 보살피는 게 중요하며, 특정 기관을 혹사시켜 그 기능이 항진되거나 저하되어 다른 기관이 연쇄적으로 무리하는 일이 없도록 하는 것이 중요하다.

모든 세포와 세포는 서로 연관되어 있기 때문에 그러한 관계를 잘 지켜가기 위해서는 균형이 필요하다. 삶도 마찬가지로 균형이 필요하다. 균형적인 삶은 곡예를 하듯 어려운 일이지만 삶의 균형을 찾고자 하는 일은 무엇보다 중요하다.

생각과 행동의 균형, 정신과 육체의 균형, 채움과 비움의 균형, 삶과 죽음의 균형, 태어나서 성장하는 세포와 노쇠하여 죽어가는 세포의 균형 등 모든 것이 균형을 필요로 한다.

빠르게 성장하는 세포가 많을 때 우리는 그것을 '암'이라고 하고, 죽어가는 세포가 많을 때 우리는 그것을 '조직의 괴사'라고 말한다. 암이나 조직의 괴사나 생명을 잃게 하고 죽이는 것은 마찬가지이다. 결국 균형의 상실은 파멸과 죽음을 불러온다.

지금도 우리 몸에는 암세포가 생겨나고 있다. 암세포를 제거하는 인체의 자연 치유력과 균형을 잃을 때 암은 질병이 된다. 지금 이 순간에도 세포의 교체는 계속 일어나고 있지만 새롭게 생겨나는 세포보다 죽어가는 세포가 많아 조직이 사라질 때 그것은 어느 한 장기에 국한되는 것이 아니라 곧 생명 전체를 위협하게 된다.

세포가 살 수 없는 환경, 균형을 잃어버린 상황이라는 것은 곧 조직과 기관, 신체 전체가 살 수 없는 상황이 되어버리는 것을 의미한다.

자연도 마찬가지이다. 우리가 자연을 훼손하는 속도가 자연 스스로 치유하는 속도보다 빨라버리면 자연은 스스로 치유되지 않고 사람을 포함한 자연 전체는 생존의 위협을 느끼게 된다.

세포를 둘러싸고 있는 세포막은 단백질과 지방이라는 영양소로 구성되어 있다. 우리가 어떤 것을 먹느냐에 따라, 어떤 방식으로 먹느냐에 따라 세포막의 구성이 달라지고 세포막의 역할을 수행할 수 있는 질과 수준이 달라진다. 세포 내에 존재하는 소기관들도 모두 마찬가지이다.

우리가 먹는 것은 곧 신체 구조를 이루는 성분이고 기능을 유지하는 중요한 조건이 되는 것이기 때문에 먹을거리는 우리 몸에 적합한 것이어야만 한다.

어떤 먹을거리가 적합한지는 조상 대대로 먹어왔던 것들에 대한 기록이 우리 유전자에 남아 있으므로 몸이 스스로 알아챌 수 있다. 전통적으로 먹어온 음식들, 이 땅에서 나서 우리가 먹고 있는 음식들은 역사적으로 그 안정성이 검증된 가장 안전하고 과학적인 식품이라고 할 수 있다.

우리가 먹는 음식은 자동차를 움직이게 하는 휘발유에 비유할 수 있다. 모든 가전제품과 자동차에 열효율이 있듯이 인체도 마찬가지이다. 에너지를 효율적이고 지속적으로 만들어내기 위해 음식을 먹는 일은 신체의 리듬에 맞추어야 한다.

사람은 누구나 존재 이유와 의미가 있는 것처럼 우리 몸의 각 기관 또한 나름의 이유와 역할을 가지고 있다. 하지만 인체라는 화학공장도 공장의 기계를 사용하지 않으면 녹슬어버리고, 너무 많이 사용하면 빨리 낡아버리게 되는 것과 다르지 않다.

기계의 주인이 어떻게 쓰느냐에 따라 기계의 수명이 달려 있듯이 인체라는 화학공장이 자기 역할을 어떻게 수행하느냐에 따라, 자기 몸을 대하는 생각이 어떠한가에 따라 삶의 질과 사람의 수명이 달려 있다.

사람이라는 자동차의 열 효율을 높이고 하루도 쉬지 않고 운행하기 위해서는 우리 몸에 적합한 음식을 우리 몸이 원하는 방식으로 주어야 한다. 그래서 신체 각 기관들이 자신의 역할을 충분히 할 수 있도록 해야 한다.

우리가 먹는 것은 곧 살이고 뼈이고 피다. 또 우리가 먹는 것은 기쁨이고 슬픔이고 마음이고 정신이다. 사람의 감정이나 정신적인 요소들은 음식에 의해 만들어지는 호르몬과 신경전달물질 같은 화학적인 물질들의 변화에 의해 좌우된다. 음식은 몸을 낳고 정신을 기른다. 먹는 것은 그것이 약이 되기 이전에 몸이 되고 마음이 된다.

배변의 욕구 또한 가볍게 여기면 안 된다. 사람들은 바빠서, 또는 볼일 보는 자리가 달라지고 불편해서, 아니면 속상해서 따위의 이유로 배변이라는 인간의 기본적인 욕구를 억제하고 배설의 의무를 망각하며 방치하곤 한다. 그러나 원활하지 못한 배설 기능은 만병의 원인이 된다.

배변의 욕구를 인위적으로 견뎌낼 수 있다고 생각하는 발상 자체가 위험한 것이고, 이런 생각도 못한 채 배설을 어렵게 하는 음식들을 먹고 있다면 더더욱 위험천만한 일이다.

　인체의 노폐물을 빨리 배설해야 하는 것보다 더 바쁜 일은 없다. 고약한 냄새와 불쾌한 시설로 변의를 잊어버리게 하는 화장실보다 내 몸 안에서 썩고 있는 변이 더 더러울 수 있다.

　마음 쓰는 것도 습관이다. 마음도 먹기 나름이고 쓰기 나름이라고 했다. 내 마음이 편해야 가는 말도 고와지고 밝게 웃을 수 있다. 그렇다면 화를 내고 걱정을 하는 것은 어떠한가. 내가 화를 내는 순간 내 몸이 어떻게 변하는지를 안다면 화를 내는 일도 조심스러워질 것이다.

　화내는 마음은 내면 낼수록 자라며, 화를 한 번 내는 것은 긴 가뭄에 생명들이 말라가듯 내 몸의 생명력을 죽이는 일이다. 화내고 걱정하고 미워하고 원망하는 마음은 만성적으로 신체의 긴장을 일으킨다. 만성적인 긴장은 신체를 전투 상황으로 몰아넣고 비상시의 시스템을 유지하게 만든다.

　이 비상시의 기능마저 모두 써버리면 신체는 심각한 생존의 위협을 감지해야 할 때조차도 반응하지 않게 된다. 완전히 무장해제를 당하는 꼴이 된다. 내가 지금 현재에 만족하지 못하고 무언가를 걱정하고 후회를 하고 화를 낸다는 것은 결국 이런 것이다.

　일을 하는 스타일을 보면 그 사람을 알 수 있다. 사람들 중에는 일을 후다닥 해치우는 사람들도 있고, 꼼지락거리며 온종일 하는 사람도 있다. 과연 어떤 사람이 건강할까?

　현대인의 대부분은 일을 후다닥 해치우고 쉬려 한다. 또 그렇게 해야 된다고 생각한다. 일을 천천히 하는 사람을 보면 꼼지락거린다고 비난하고 그러니까 평생 그러고 산다고 말한다.

예로부터 똥지게를 져서 먹고 살았던 사람들은 똥지게도 반만 져야 되는 것을 알았고, 일일노동자들도 파출부들도 자기 몸이 재산인 줄 알아 무리하지 않고 일을 했다. 그들은 몸 쓰는 법을 알고 있었던 것이다.

일을 빨리 해치우면 주인은 돈 주기를 아까워할 것이고 자기 할 일 다 하고도 약속한 시간이 끝날 때까지 빈둥거리는 일꾼은 주인의 눈치를 보아야 할 것이다. 또 몸에 무리가 가서 내일 일을 할 수 없게 된다면 그것만큼 큰 손해도 없을 것이다.

일은 욕심내지 않고 무리하지 않고 쉼 없이 끝까지 하는 것이다. 행동도 좀 더 천천히, 좀 더 느리게 하는 것이 진정으로 오래 할 수 있는 일이다. 또 끝까지 할 수 있는 일이고 자신을 책임지고 돌볼 수 있는 일이다. 우리 몸은 움직이는, 살아 있는 생명체이기 때문이다.

몸이 원하는 것은 이런 것이다. 행동하는 습관을 바꾸려 노력하지 않고 자꾸 빨리빨리, 많이많이만 해야 한다고 생각하는 것이 무슨 의미인지 알아야 한다.

모든 게 바삐 돌아가고 경쟁이 치열한 사회에서는 잠은 좀 덜 자도 되는 것으로 여긴다. 성공한 사람은 조금만 잔다더라 하면서 말이다. 예전에 수험생 시절 4시간 자면 붙고 5시간 자면 떨어진다는 이야기가 유행했던 적이 있었는데, 요즘 아이들의 생활도 그때와 크게 다르지 않다. 우리는 잠이라는 시간을 빼앗아 뭔가 또 다른 욕구를 채우려 하고 있다.

잠이라는 것은 그냥 단순한 휴식, 참아도 되는 그런 시간만을 의미하지 않는다. 우리는 생각하지 않고 일하지 않는 깊은 수면 상태에 있어도 신체는 고장 난 부분을 찾아 구석구석을 복구하고 노폐물을 내보내고 내일 사용할 생리 물질들을 열심히 만들어낸다.

이러한 일들을 잘 수행하기 위해 충분한 에너지를 사용하고 있는 상태를 가리켜 기초 대사율이 높다고 한다. 신체는 나도 모르는 사이에 에너지를 쓰고 있고 내가 일을 하지 않고 쉬고 있다고 생각하는 순간에도 일을 하고 있다.

현대인들 중에는 늦게 자고 늦게 일어나는 이른바 올빼미족이 많다. 몸은 아침이 되면 깨어나고 저녁이 되면 쉬고 싶어 한다. 아침이 되면 몸 안의 영양을 분해하여 에너지를 만들고 저녁이 되면 내일 쓸 무언가를 만들어낸다. 신체는 리듬을 가지고 있다. 인간의 몸은 자연의 리듬대로 살도록 만들어졌다. 해가 뜨고 자연이 깨어나는 시간에 우리 몸도 깨어나고, 해가 지고 자연이 잠드는 시간에 우리 몸도 쉬고자 한다.

인간이 자연의 일부이며 자연스러운 삶을 살아야 한다는 것은 자연의 리듬에 따르는 것을 의미한다. 불규칙한 생활 습관은 신체의 리듬을 혼란스럽게 하여 멍한 머리와 늘어지는 육체로 당장 내일을 피곤하게 하고 피곤은 날이 갈수록 쌓여 건강을 위협한다.

우리 몸을 혹사시키는 원인 중에는 잘못된 식생활과 생활 습관뿐만 아니라 나쁜 자세에 의한 척추의 변형과 이로 인해 발생되는 신경의 압박으로 신경의 통제를 받고 있는 기관이 제 기능을 제대로 못 하는 경우도 있다.

뒷머리 속에서 출발하는 목뼈와 등뼈와 허리뼈와 꼬리뼈는 엉치뼈와 함께 주춧돌과 기둥처럼 신체를 지탱하는 척추의 기본 구조를 이루고 있다. 옆에서 보았을 때 S상으로 보이는 척추의 모습은 서로 보완하며 바른 자세를 유지할 수 있고 외부의 충격을 흡수할 수 있는 완벽한 구조다.

또한 척추는 뇌와 척수를 타고 흐르는 신경을 둘러싸서 보호하고 있다. 척추에서 뻗어 나온 신경은 신체의 내부 기관으로 들어가 장기의 기능을 조절한다. 척추의 변형은 곧 신경을 압박하여 신체의 기능을 저하시키는 아주 주요한 요인이 된다.

요즘 많은 아이들이 구부정하게 구부리고 다니는 것을 볼 수 있다. 척추가 옆으로 휘어지는 척추측만증으로 병원을 찾는 경우도 꽤 있다. 무거운 가방을 들고 다니거나 잘못된 습관의 반복은 한쪽 어깨를 기울게 하고 근육을 뭉치게 하거나 통증을 일으킬 뿐만 아니라 척추뼈 전체의 변형을 가져오기도 한다.

만성적인 잘못된 자세와 생활 습관은 근육의 장애뿐만 아니라 신경을 압박하여 두통과 집중력과 사고력 저하, 만성적인 어깨 결림과 피로, 소화불량에 이르는 다양한 신체 증상을 일으킬 수 있다.

의자에 앉아 고개를 숙이고 공부하는 시간이 길어지면 길어질수록 앞으로 떨어지는 머리 무게를 잡아주기 위해 뒷목의 근육은 항상 일을 해야 하고 피로하게 되면서 만성적인 어깨 결림과 두통을 일으킨다. 컴퓨터 앞에서 많은 일을 하거나 오랜 시간에 걸쳐 고개를 숙이고 책을 보는 일들 모두가 척추의 변형을 일으키는 원인이 된다.

목뼈는 앞쪽으로 나와 있어 옆에서 보면 C자형의 커브를 이루고 있는데, 추돌과 같은 교통사고나 오랜 시간 잘못된 자세로 인해 뒷목의 근육이 만성적으로 긴장하게 되면 뒷목뼈의 C자형의 커브가 일자로 펴져 일자형 목이 되어버린다.

커브 모양이 사라지고 일자형 목이 되거나 이러한 경향만을 가지게 되더라도 만성적인 뒷목 통증과 두통과 어깨 결림과 만성피로와 같은 증상이 나타날 수 있다. 높은 베개를 베고 자는 습관도 뒷목 근육에 만성적인 무리를 주고 일자형 목을 악화시킬 소지가 있다. 때문에 베개는 낮고 목뼈만을 받쳐줄 수 있는 것이 적당하다.

많은 현대인들은 크든 작든 척추의 이상을 가지고 있다. 이는 식생활을 비롯한 잘못된 생활 습관과 나쁜 자세로 인한 것이다. 영양 상태가 나쁘거나 운동 부족으로 근육이 약해지게 되면 척추를 지탱해주기 어렵기 때문에 척추의 변형 또한 빠르게 진행된다.

많은 시간을 고개 숙여 일을 하거나 책을 보는 등의 일을 하는 사람이라면 더욱더 시간을 내서 목뼈를 뒤로 젖혀주고 어깨를 펴주고 세워주는 운동을 생활 속에서 꾸준히 해주어야 하고, 바른 자세를 생활화하기 위해 노력해야 한다.

바른 자세와 생활 습관은 곧 내가 일상에서 하는 근육 마사지이다.

앉아 있는 자세에서는 허리와 목에 무리가 가지 않도록 컴퓨터 모니터의 높이를 조절하고 독서대를 사용해서 책 읽는 눈높이를 맞혀주는 것이 필요하며, 어깨는 펴고 허리는 세우도록 노력해야 한다.

오랜 시간 동안 반복된 습관으로 어느 하나에 문제가 생겨버리면 전체의 건강 수준은 떨어져버린다. 어느 하나의 습관이 잘못되고 있음에도 그것을 방치한다면 그 사람의 삶의 질과 수명은 그것 하나 때문에 달라질 수 있다. 어느 하나 중요하지 않은 것이 없다.

밥은 밥대로, 마음은 마음대로, 행동은 행동대로, 자세는 자세대로, 생활은 생활대로 모두가 균형 있고 적절하게 이루어질 때 삶은 비로소 온전해진다. 질병은 단 한 가지의 원인으로 일어나지 않는다.

올바른 식생활은 몸을 만들고 마음을 만든다. 그리고 여유 있는 마음 씀씀이와 무리하지 않으며 행동하는 습관, 때에 따라 배변하는 습관과 잠자는 습관, 바른 자세와 규칙적인 생활 습관 등 자연의 이치에 따르는 라이프스타일은 반듯하게 보이는 건강한 외모뿐만 아니라 긍정적인 삶의 자세와 마음의 평정까지 되찾아준다. 아울러 신체의 내부 기관의 통솔과 자연적인 치유 능력을 높여주어 인간의 삶을 최적의 건강 상태로 안내한다.

현대인에게 생기는 대부분의 질병은 잘못된 생활 습관에서 온다고 한다. 병이라고 하는 것은 어느 날 불쑥 세균에 감염되는 것처럼 운이 나쁘고 재수가 없어서 걸리는 것이 아니라 오랜 시간 동안 잘못된 생활 습관에 의해 생기는 것이다.

습관은 제2의 천성이라고 했다. 어떤 습관을 갖느냐 하는 것이 인생의 전부를 말한다 해도 지나치지 않다. 삶 자체가 바로 그것이어서 애써 바꾸려고 노력할 필요도 없고, 그래서 사는 것이 힘들지도 어렵지도 않은 그런 것이 습관이다.

무엇이든지 억지로 하면 힘들다. 먹기 싫은 것을 건강을 위해 먹는 것도 힘들고 내 마음이 편하지 않는데 억지웃음을 짓는 것도 피곤한 일이다. 척추가 휘어졌는데 바른 자세를 갖기 위해 노력하는 것도 이미 척추에 문제가 있는 사람에게는 너무나 힘든 일이고, 성질 급한 사람이 꾹 참아가면서 느리게 사는 것처럼 흉내 내는 것도 우스운 일이다.

먹기 싫은 것도 특별히 좋은 것도 없어서 자연식이 그대로 삶이 되는 것, 착하다는 생각도 누가 알아주어야 한다는 생각도 없는 것, 나쁘다는 생각도 그를 응징해야 한다는 생각도 없는 것, 그래서 고요한 마음이라 특별히 마음을 돌볼 필요도 없는 항상 편안한 마음이 되는 것, 급할 것도 없고 느리게 행동하겠다는 생각도 없이 일을 하는 나를 바라보며 그렇게 묵묵히 해나가는 것, 특별히 허리를 펴고 자세를 바로잡아야 한다는 노력 없이도 이미 자세가 꼿꼿해서 항상 당당해 보이는 것…….

어떤 마음도 없이 다만 그러한 것, 그런 무심(無心)의 경지가 습관이 아닌가 싶다. 생활 자체가 좋은 습관들의 어우러짐이라 특별할 것도 어렵고 힘든 것도 없는, 그래서 노력할 것도 없는 그날이 그날 같은 날들을 꿈꾼다.

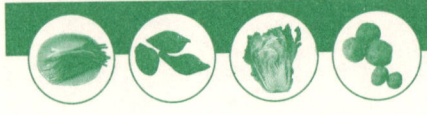

# 입맛을 복구하고
# 편식을 개선하고

**식**생활을 바꿔나가다 보면 차츰 못 먹게 되는 음식들이 늘어나는 것을 경험하곤 한다. 몸이 정화되고 좋아지게 되면 웬만한 음식 정도는 스스로 처리하고 해결할 수 있을 것도 같은데 현실은 그렇지가 않다.

실제로 통곡식과 채식 위주의 식사로 식생활을 바꾸고 나서 MSG로 대표되는 라면과 자장면, 시판되는 김밥이나 가공식품들을 먹으면 속이 울렁거리고 머리가 아파지고 몸이 불쾌해지는 경험들을 하게 되는데 갈수록 먹고 싶은 생각들이 없어진다.

예전에 양은 냄비에 라면을 맛있게 끓여 애인과 나누어 먹었던 설레는 기억이 있어도 이제는 먹으면 속이 불편해지는 까닭에 더 이상 먹고 싶지 않은 음식이 되어간다.

　기억이 대치되는 시간이 필요하다. 이것이 습관의 개선이다. 새로운 삶의 방식들에 대해 새로운 맛을 느끼는 것이 습관을 바꿀 수 있는 경지이다.

　음식의 맛은 후각과 미각으로 결정된다. 냄새를 맡지 못하면 음식의 맛을 제대로 즐길 수 없게 된다. 호흡기 감염을 앓게 되면 우리는 더욱 더 음식 맛을 모르게 된다.

　음식 속의 액체와 기체 성분의 화학물질들은 각기 혀와 코의 미각세포와 후각세포의 수용체에 결합하면서 음식에 대한 정보를 미각신경과 후각신경을 따라 대뇌에 전달하면서 음식의 맛을 기억할 수 있도록 한다.

　이때 음식의 맛은 음식의 종류와 음식을 만들어준 사람의 마음과 음식을 먹었던 기분이나 상황과 함께 기억된다. 성장기 때 음식에 대한 좋은 기억과 좋은 경험을 가지고 성장한다는 것은 그래서 아주 중요한 일이다.

　이 시기에 음식에 대한 기억이 없거나 음식을 통해 부모의 정성과 사랑을 느껴본 경험이 없다면 외롭고 힘들 때마다 음식을 통해 사랑을 확인하고 싶은 마음이 폭식을 불러오게 된다.

　음식을 통해 좋은 기억을 갖고 살아갈 수 있다는 것은 식생활을 바꾸는 것도 어렵지 않은 일처럼 생각하게 해주고 모든 것이 순조로운 삶이 될 수 있도록 도와주는 소중한 기억 장치를 마련하는 것이 된다.

현대인을 미맹이라고 한다. 미각이 변질되어 음식의 맛을 느끼지 못한다는 뜻이다. 사람의 혀에는 각기 다른 음식의 맛을 느끼게 해주는 미각세포들이 분포되어 있는데 이 세포들이 자기 역할을 못하고 있다는 것을 말한다.

적절한 단맛과 짠맛, 균형 있게 쓴맛과 신맛을 즐길 수 있어야 한다. 하지만 현대의 많은 사람들이 지나친 단맛과 짠맛에 길들여 지내기도 하고 쓴맛과 신맛을 아주 싫어하기도 한다.

현대인의 미각이 변질되는 여러 가지 원인 중에 하나는 육류와 가공식품 위주의 식생활 변화와 문화적 기억 장치를 방해하는 바쁜 현대인의 삶 때문이다.

고기만 있으면 어떤 반찬도 안 먹는 아이들이 기름진 육류를 먹으며 다양한 음식의 맛을 경험할 수도 없겠지만, 정제한 곡식과 엄마가 추천하는 부드러운 음식들을 먹으며 씹을 기회마저 박탈되어버린다면 미각세포들은 자극되지 않고 자연적인 상태로 복구될 이유가 없어지게 된다.

도정하지 않은 통곡의 식사와 채식 위주의 식사는 그 안에 영양이 충분하여 미각세포가 제 기능을 충분히 할 수 있도록 해주고, 충분히 씹는 행위를 통해 미각세포를 자극함에 따라 음식의 맛과 향과 질감의 기억과 훈련에 관여하게 된다.

편식을 강화하는 또 다른 이유 중에 하나는 화학조미료의 사용으로 인한 미각신경의 둔화이다. MSG로 대표되는 화학조미료는 미각신경을 둔화시켜 음식의 맛을 제대로 느낄 수 없게 해주고 오로지 조미료의 맛만 탐닉하게 만든다.

미각신경이 둔화되면 사람들은 자연 상태의 음식에 대한 다양한 맛과 향과 질감에 대해 친밀감 이전에 본능에 의한 식사, 생존을 위해 달고 기름진 식사만을 즐겨 찾게 된다.

자연적인 미각의 복구란 자연 상태의 음식으로 돌아가 일상적으로 그러한 음식을 먹고 사는 일을 가능하게 해준다. 자연 상태의 음식들은 섬유질과 미량 영양소들을 그대로 보존시켜주고, 영양의 흡수를 몸이 처리할 수 있는 수준으로 조절하여 강렬한 단맛과 지방에 대한 욕구를 조절할 수 있게 해준다.

설탕의 롤러코스터 현상이라고 하는 혈당의 오르내림이 심하게 되면 혈당이 떨어졌을 때 단맛에 대한 욕구를 주체할 수 없게 되는데, 자연 상태의 식품은 이런 단맛에 대한 강력한 생리적 욕구를 조절하는 데 도움을 준다.

가공 식용유들 또한 식욕을 조절할 수 있는 모든 영양 성분들이 제거되기 때문에 무미, 무향, 무색의 식용유는 열을 가해 볶거나 튀기면 튀길수록 음식이 더 맛있게 느껴진다.

하지만 자연 상태의 참기름이나 들기름은 아무리 좋다고 해도 많이 사용하게 되면 오히려 느끼해져서 음식 고유의 맛을 방해하므로 섭취량을 적절히 조절할 수 있게 한다.

편식의 개선과 자연적인 미각의 회복은 내 몸을 지키기 위해 풀어야 할 숙제이다. 이것은 화학조미료의 사용을 삼가고 자연 상태의 통곡식과 채식 위주의 식사를 하면서 꼭꼭 씹어 먹어 혀의 미각세포에 충분한 자극이 있도록 해주고 음식에 대한 좋은 기억을 담아가는 일들의 반복과 훈련을 통해서만이 가능하다.

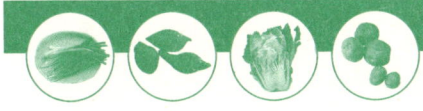

# 자연식은 축제같이 기쁜 일

자연식이 아토피를 치료하기 위한 방법으로 제시되고 자연식, 유기농 식품이 유행하면서 많은 사람들이 생활협동조합에 가입하거나 유기농 식품 매장을 찾고 있다.

가려움증을 가라앉게 해주는 항히스타민제나 스테로이드 호르몬제와 같이 먹을 때만 잠시 증상을 완화시켜주는 약 대신 자연식을 택하는 것은 참으로 다행스러운 일이고 바람직한 현상이다. 질병을 통해 자기 삶을 돌아보고 자신의 환경과 습관을 바꾸기 시작했기 때문이다.

자연식이 또 다른 약이 된다는 것은 '식품 속에 들어 있는 영양 성분들이 몸 안에서 체내 합성약들을 만들어내며 면역 기능을 회복시켜주어 질병을 치료한다'는 측면에서 틀리지 않다.

하지만 자연식이 증상을 개선하고 고통을 해결한다는 측면에서 약과 같이 질병을 치료하는 수단으로 이해되는 것은 맞지 않다. 자연식이 약이 된다는 것은 합성약이 자연식으로, 질병의 치료자인 의사가 엄마로 대지된 것과 같다.

현대 의학이 약으로 질병을 치료하려고 하는 것과 다르지 않고, 질병의 치료 과정에서 환자가 소외되는 것 또한 다르지 않다. 누군가가 해주는 자연식을 먹으면 되고 그런 자연식은 약이 되어 질병을 치료할 수 있다는 생각은 버려야 한다.

자연식은 수단이 아니다. 자연식은 환자식이 아니다. 사람이 사람답게 살려면 누구나 가장 자연스런 음식을 먹어야 한다. 우리에겐 지금 생명을 키우고 돌보기 위한 생명력 넘치는 음식들이 필요하다. 자연적인 음식을 먹는 일은 축제와 같이 기쁜 일이다. 질병 치료를 위한 심각하고 엄숙한 일이 아니다.

젊은 엄마들 중에 '아이 때문에 자연식을 하게 되었지만 이렇게 유난 떨고 사는 삶에 깊은 박탈감을 느낀다'고 호소하는 사람을 종종 보게 된다.

"다른 사람들은 햄버거, 피자, 치킨 같은 것을 잘도 먹고 사는데 왜 나는 아이들 데리고 외출하려면 고구마, 감자 찌고 과일 썰어 담고 유난을 피워야 하는지 모르겠어요."

어떤 엄마는 이렇게 말하며 자기 설움에 복받쳐 눈물을 흘리기도 한다. 엄마와 아빠의 마음이 이러하니, 당연히 아이들에게도 자연식은 기쁘고 즐거운 것이 아니라 또 하나의 스트레스가 된다.

아이들에게는 피자와 햄버거가 아토피 때문에 먹으면 안 되는 음식이 되었지만 부모들에게는 아직도 먹고 싶은 음식으로 남아 있어 아이들 없을 때 몰래 먹기도 한다. 또 아이들에게는 현미밥과 된장국만을 주고 부모들은 흰밥에 고기를 먹으며 "너희들은 다 나으면 줄게"라고 말한다.

자연식을 하면서도 아토피가 낫지 않는 아이들은 어떠한 이유 때문일까? 자연식이 너무나 큰 스트레스가 되고 있는 것은 아닐까? 그렇다고 '마음 편한 것이 더 중요하니까 아무 음식이나 입에 맞는 것으로 먹고 보자' 하는 생각은 맞지 않다. 아이가 문제 있는 음식을 먹었을 경우 증상이 더 악화되는 것을 보면 쉽게 알 수 있다.

'병은 잊어야 낫는다' 고 했는데 아이들은 자연식을 통해 먹어야 할 음식, 먹지 말아야 할 음식들로 편을 가르게 되고, 자신의 병을 가슴속 깊이 되새기고 있는 것은 아닌지 한번 생각해볼 일이다.

오랜 투병 속에 몸도 마음도 너무나 지쳐 있는 환자들에게 '너는 환자다, 환자다' 라고 각인되는 상황은 감당하기 어려운 일일 수도 있다. 더욱이 아이들에게는 아직 감당할 힘이 없다.

그러나 비록 지금은 고통스럽지만 몸이 보내는 감사한 메시지를 알아차리고 조금 일찍 서둘러 조심해서 음식을 가린다면 성장한 후에는 아무거나 먹고 자란 아이들에 비해 더 큰 경쟁력을 가질 수 있게 될 것이다. 부모는 아이들의 아토피 때문에 알게 된 자연식에 대해 깊은 감사의 마음을 가져야 한다.

　가려움증과 통증 때문에 괴로워하는 아이가 안쓰러워서 흘리는 눈물, 어린 생명체를 돌보지 못했던 자신과 사회에 대한 한없는 회한의 눈물이 아닌 자신이 유난 떨고 사는 삶이 기막혀 우는 눈물은 더 이상 흘리지 않아야 한다. 40대에 남편이 쓰러지고 엄마가 더 큰 병이 날 수 있는 일들을 우리 아이들이 미리 알 수 있게 해준 것에 대해 감사해야 한다.

　생각을 달리하면 어렵지 않다. 자연식은 질병을 치료하기 위해 억지로 먹으며 서러워하는 것이 아니다. 자연식은 우리들의 삶을 다시 새롭게 해주는 감사와 기쁨의 식사이다. 날마다 자연식을 하는 것은 당연히 기쁜 축제여야 한다. 자연식은 그렇게 축제로 다시 태어나야 한다!

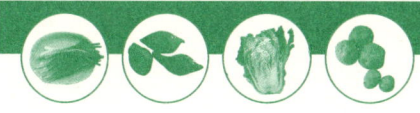

# 왜 건강한 사람은
# 밥을 많이 먹을까

우리가 잘 모르고 있는 것 중 하나는 우리 몸의 힘의 원천이 밥에 있다는 사실이다. 마라톤 선수들이 시합 직전에 집중적으로 탄수화물 식사를 하는 것은 지속적인 힘을 낼 수 있는 원천이 밥에 있다는 것을 잘 알고 있기 때문이다. 하지만 언제부터인가 우리는 밥을 멀리하기 시작했다.

쌀이 전 세계적으로 가장 안전하고도 에너지 효율이 높은 식품으로 알려져 있음에도 불구하고 우리 식생활에서 밥은 고기 다 먹고 나중에 먹는 것이 되어버렸고, 반찬은 고루 많이 먹되 밥은 남겨도 된다고 생각하게 되었다. 그래서 요즘 엄마들은 밥 안 먹는 아이들에게 '고기라도 먹어라' 하면서 반찬만 먹이기도 한다.

우리는 전통적으로 주식과 부식이 나뉘어진 식생활을 해왔다. 주식은 곡식, 즉 밥이었다. 그런데 주식과 부식의 개념이 따로 없는 서구의 식문화가 우리의 밥상을 점령하고부터는 밥을 먹는 우리의 주식 문화가 열등하다고 생각하게 되었다. 서구식 식생활이 선진적이라면 우리의 밥상차림은 후진적이라는 생각을 하게 된 것이다.

혹시 누군가의 의도에 의해 더 그렇게 되어가고 있는 것은 아닐까? 거짓 정보들이 확신에 찬 목소리로 난립하고 사람들이 믿어 의심치 않게 되는 것은 이로 인해 득을 보는 사람들이 있기 때문이다.

지난 시절 우리가 쌀이 부족하거나 다른 이유로 밥 대신 밀가루 음식을 먹어야 했을 때 밀가루를 수입했던 사람들은 돈을 벌었을 것이고, 정부는 식량 부족에 따른 국민들의 원성을 피해갈 수 있었을 것이다. 이렇게 우리가 먹는 것은 단순히 개인의 취향에 국한되지 않고 치밀하고 특별하게, 정치적이고 사회적인 이해관계와 맞물려 있기도 하다.

어찌됐든 분명한 사실은 하루 매 식사마다 밥을 먹는 사람이 가장 건강하다는 것이다. 밥은 혈당을 일정하게 유지해주고 간식과 불필요한 음식들의 과식을 필요 없게 해준다. 나아가 불필요한 쓰레기의 생산을 줄이고 에너지의 낭비를 줄이며 한 나라의 식량의 자급과 자립, 식량의 분배와 사회의 안정, 환경 지킴이로서의 역할도 충분히 해낼 수 있게 해준다.

먹고 입고 자고 배우고 자기 능력을 개발하고 친구를 사귀며 사회 활동을 해나가는 일상생활 속에서 먹는 것을 바로 하는 사람의 삶은 안정되어 있게 마련이다.

  더 맛있지도 더 맛없지도 않은, 무심(無心)하게 보이는 밥에 대한 생각이 올곧게 바로 서 있는 사람의 삶은 허황되지 않고 구체적인 안정감이 엿보인다.

  빵도 아니고 고기도 아니고 더 맛있는 반찬과 요리도 아닌 밥을 삶의 일부로 삼는 사람들에게는 건강이 있고 힘이 있고 어려움을 견딜 수 있는 인내심과 인생의 강물을 따라 넘실거릴 수 있는 여유가 있다.

  이제 밥은 우리 모두의 관심의 중심에 있어야 한다.

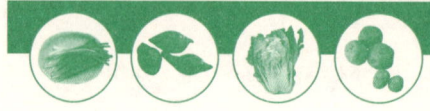

# 밥과 느림의 미학

느림에 관한 책들도 빨리 본다는 말이 나올 정도로 우리의 일상은 너무도 빠르고 바삐 돌아간다. 사람들과의 관계와 사회 적응을 위해, 또는 성공이라는 목표를 위해 읽어야 할 책들도 많고 해야 할 일도 많다.

그러는 가운데 밥을 잘 챙겨 먹는 일은 나 자신만을 위하는 아주 개인적인 일이 되어버렸고, 대충 배고픔을 달래거나 햄버거와 콜라, 편리한 가공식품들로 한 끼니를 때우며 자신을 돌보는 시간들을 소홀히 하게 되었다.

그러나 밥을 먹는다는 것은 개인적인 차원의 문제에 그치지 않는다. 때론 사회적이며 정치적인 행위다. 자신은 먹고 싶은 것, 입에 맞는 것을 먹고 싶을 때 자신의 의지로 선택해서 먹고 있다고 생각할지 모르나 그것은 어떤 측면에서 완전한 착각일 수 있다.

우리는 달고 부드러운 생크림과 같은 음식들과 상큼한 오렌지 주스 한 잔에 너무나 강한 유혹을 느끼지만, 사실 그것은 내 입이 원하고 있기보다 방송과 신문, 다양한 매체의 현란한 유혹과 상술의 영향이 작용했기 때문이다.

우리가 지금 없으면 당장 못 살 것같이 느끼고 있는 흰쌀밥과 고기, 우유와 수입 밀가루 음식들 또한 사회가 조작해내고 만들어낸 환상에서 출발한다.

자연 상태의 통곡식으로 이루어진 거친 식사를 하게 되면 우리는 그것을 씹지 않고 빨리 먹을 수 없어 불편하다고 생각한다. 하지만 인간의 치아는 씹으라고 있는 것이기 때문에 우리 몸은 거친 음식들을 생리적으로 원하게 되고 그런 음식들을 먹는 것이 맞다는 것을 곧 알게 된다.

언젠가부터 우리 머릿속에 밥은 부드러워야 하고 하얗고 고슬고슬 해야 한다는 생각이 가득 들어차게 되었다. 씹어야 하는 이유, 천천히 먹어야 하는 이유를 무시하는 흰쌀밥과 밀가루 음식, 설탕 절임의 문화는 대량 생산과 대량 소비를 통해 유지되고 있다. 모두가 스피드와 경쟁 속에 살아남은 사람들의 이야기만을 흥미로 삼는 속도와 파괴의 문화, 상술의 문화에서 비롯된다.

예로부터 우리는 밥과 국의 문화를 만들어왔으며 숟가락과 젓가락의 문화를 정착시켜왔다. 숟가락과 젓가락의 사용에는 시·공간의 미학이 존재한다. 숟가락으로 밥을 한 번 퍼서 먹고 내려놓은 다음 젓가락을 들고 반찬을 가져오는 동안 우리는 음식을 씹고 음식의 맛을 음미한다. 그것은 명상의 시간이고 나와 자연이 교감하는 시간이며 내 몸을 배려하는 사랑과 감사의 시간이다.

전통적인 느림과 여유의 문화가 젓가락과 포크의 문화로 대치되면서 사람들의 욕심과 스피드의 문화를 더욱 부추기고 있다. 사람들은 더 많은 음식을 먹기 위해 쉼 없이 반찬 위로 젓가락을 날리고, 이것저것 찍어 올려 음식을 먹을 수 있도록 도와주는 포크의 사용을 늘려왔다.

전통적인 문화는 전통적인 사회에 대한 이해 없이 재현될 수 없다. 전통이라고 하는 것은 그 자체가 모두 진부하여 함부로 변형을 하거나 바꿀 수 있는 게 아니다.

양반과 권력자들의 권위와 위선의 문화에 대한 저항으로 옛것 모두를 전통이라는 이름으로 부정하는 것도 문제이고, 고급스러움과 우아함의 이름으로 무조건 고수해야 한다고 하는 것도 문제이지만, 전통적 밥상 문화의 예의는 빠르게 살아가고 있는 우리에게 또 다른 메시지를 남겨준다.

현대인의 라이프스타일을 생각해보았을 때 거친 식사 문화, 슬로푸드 문화, 숟가락과 젓가락의 공존의 문화는 어찌 보면 불가능한 이야기처럼 들릴지도 모른다. 하지만 숨 한 번 몰아쉬고 돌아서서 차분히 자신의 삶을 바라보면 무엇을 위한 경쟁이며, 무엇을 위한 스피드이었나 하는 물음을 갖게 되고, 그런 스피드와 경쟁 속에 숨죽이며 시들어 가고 있는 자신의 영혼을 발견하게 될 것이다.

밥을 천천히 느리게, 꼭꼭 씹어가며 자연적인 음식의 맛과 향과 질감을 있는 그대로 즐겨보라. 그것은 사랑과 감사, 축복의 시간이다. 꼭꼭 씹어 천천히 먹은 음식들은 위장관의 부담을 덜어주고 소화와 흡수 기능을 좋게 해준다. 완전히 소화되고 천천히 흡수되고 깨끗이 배설되게 해주는 자연적인 식사를 즐기는 여유 있는 식사 시간은 온전히 내 몸을 이해하고 배려하고 사랑하는 시간이다.

느리게 사는 삶의 시작은 밥상머리 앞에서 시작한다. 우리의 슬로푸드는 전통적인 식사, 통곡식의 식사이다.

바쁜 현대 사회를 살아가는 직장인들은 빠른 시간 내에 많은 일들을 처리해야 하기 때문에 식사라고 하는 것은 그냥 입에 맞는 것, 간편한 것으로 때우면 되는 것으로 생각하고 있다. 식사의 중요성을 알고 있더라도 대부분의 사람들은 누가 먹는 것을 좀 대신해주었으면 하고 바란다.

인생에는 여러 가치들이 동등하게 존재하지만 우리는 항상 마음속에 가치의 귀함과 천함을 구분하고 산다. 그리고 귀한 것이 우선되어야 한다고 생각한다. 이는 내 마음의 패권주의이다. 인생의 어떤 가치를 위해 상대적으로 덜 중요한 것은 희생되어도 된다고 생각하는 것은 마음의 패권주의이다. 서구 사대주의와 패권주의는 우리 생활 속에 깊숙이 스며들어 있고 현대인의 식생활 또한 예외가 아니다.

음식은 내 몸을 만드는 재료이다. 어떤 것을 먹느냐에 따라 심리적 상태나 행동에도 커다란 영향을 미치게 된다. 우리는 이상한 행동을 하는 사람을 보고 "저 사람 뭐 잘못 먹었나봐"라고 말한다. 먹는 것은 우리의 행동과 밀접한 관련이 있다는 말을 숱하게 하면서도 우리는 머릿속으로만 이해해왔다. 먹는 것을 보면 그 사람의 성격과 인품과 미래를 알 수 있다는 말이 괜히 있는 게 아니다.

사람이 먹는 것을 스스로 준비하고 입는 것을 챙기고 사는 곳을 정리하면서 일상의 삶과 만나는 것은 삶의 기본이 되는 일이고 삶을 안정되게 해주는 중요한 일이다. 일상의 삶을 돌보는 일은 푸근한 고향으로 돌아가는 길이다.

밥을 먹는다는 것은, 그리고 천천히 씹어 먹는다는 것은 삶의 기본을 지키며 안정된 삶을 살겠다는 의지이기도 하다. 느리게 사는 삶은 내가 지금 먹고 있는 것이 무엇인지를 알고 내가 먹고 입고 자고 하는 그 모든 일들을 스스로 해결하겠다는, 자립적인 삶을 살겠다는 약속이기도 하다.

우리 몸은 주인이 자신을 돌보아주기를 간절히 원한다. 밥이 무엇인지, 먹는다는 것이 무엇인지를 알고, 통곡류와 채식 위주의 전통적인 식사의 중요성을 알고, 삶의 기본이 되는 일들을 스스로 해결해나갈 때 우리 삶의 속도는 자연의 리듬에 맞추어진다. 그러면 신경을 써가며 느리게 살기 위해 노력하지 않아도, 굳이 느림을 표방하지 않아도 아름답고 조화로운 삶 그 자체가 될 수 있다.

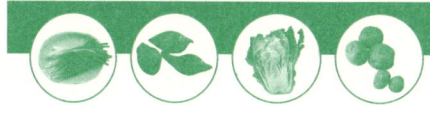

# 프라이드 문화와 두뇌 건강

요즘 아이들은 온통 달고 기름진 음식만을 좋아한다. 떡볶이도 고추장에 조린 것보다는 튀겨서 케첩을 발라주는 떡꼬치를 더 좋아하고, 만두도 찐 만두보다는 튀긴 만두를 더 좋아하고, 고구마도 삶은 것보다는 맛탕을 해서 줘야 더 좋아한다.

30년 전만 해도 명절 때가 되면 설탕과 함께 식용유 세트를 선물했었다.

설탕을 많이 쓰는 집, 튀김 요리를 많이 해 먹는 집이 잘사는 집이라고 생각되던 시절이었다. 이때 어린 시절을 지내온 지금의 30~40대 주부들은 기름에 볶거나 튀긴 요리들을 많이 하고 기름진 음식들을 즐긴다.

어떤 식품이든 식품 속에 들어 있는 특정 영양 성분만을 뽑아서 즐긴다는 것은 아주 위험한 일일 수 있다.

예전에는 식물성기름을 먹어야 할 경우 깨나 콩 같은 것을 살짝 볶거나 압착해서 싸낸 기름을 먹었다. 기름을 눌러 짜서 먹게 되면 기름 성분뿐만 아니라 그 식품 속에 들어 있는 다른 영양소들도 함께 먹을 수 있게 된다.

하지만 요즘과 같이 콩과 옥수수 등에서 기름 성분만을 유기용매로 추출한 뒤에 정제하고 표백해서 먹는다면 영양상의, 또는 대사상의 심각한 문제를 일으킬 수 있다. 식품에서 기름만을 뽑아 먹은 역사는 얼마 되지 않았다.

자연적인 기름의 고유한 맛과 향은 식욕을 조절하는 장치로서 제 역할을 하지만 정제한 기름은 식욕을 조절할 수가 없다. 건강을 위한 식생활 지침에는 모두 지방 섭취를 줄일 것을 경고하고 있지만 정제한 기름을 먹는 한 이는 쉬운 일이 아니다.

참기름이나 들기름은 그것이 아무리 몸에 좋다고 하더라도 많이 사용하게 되면 느끼해서 음식을 많이 먹을 수가 없다. 그러나 정제한 기름은 열을 가해서 볶으면 볶을수록, 튀기면 튀길수록 더 맛있게 느껴지기 때문에 절제하기가 어렵다.

최근 논란이 된 바 있는 아크릴라마이드와 같은 발암물질은 높은 온도에서 감자와 같은 탄수화물 식품을 튀기게 되면 생긴다고 해서 큰 충격을 주었다.

고온, 고압이라는 요리 조건에서 음식물 속에 들어 있는 영양소 상호 간의 반응을 통해 새로운 신생 물질이 생길 수도 있다는 가능성을 충분히 보여준 사례다.

가스레인지, 전자레인지를 사용해서 강력한 화력과 전자파로 음식을 조리하는 요즘의 요리 환경을 좋다고만 할 수 없는 이유가 바로 여기에 있다. 이는 편리한 현대 문명의 혜택이 가져다준 인과응보의 대가인지도 모른다.

새로운 신생 물질을 신체는 낯설게 느껴 이물질의 침입이라고 느낄 수도 있고, 그래서 곧 면역 반응을 불러올 수도 있다. 이런 위험성들은 감자튀김에 국한된 일만은 아닐 것이다.

예전에는 분명 버터보다 마가린이 식물성기름이기 때문에 더 좋다고 말해왔다. 하지만 최근에는 변질된 식물성기름은 동물성기름보다 더 나쁠 수 있다고 경고하고 있다.

우리가 사용하고 있는 마가린, 가공 버터, 가공 치즈, 치즈 스프레드, 땅콩 크림과 같은 지방이 들어 있는 가공식품에는 가공 과정 중에 첨가되는 방부제나 표백제나 유화제와 같은 첨가제의 문제를 빼놓고도 식물성기름의 자체 산화라든가, 가공 과정에 생기는 트랜스 지방산, 포화지방산의 문제를 함께 가지고 있다.

기름의 가공 과정 중에 생기는 트랜스형 지방산은 다른 식물성기름의 국소 호르몬으로서의 작용과 같은 생리작용을 방해할 뿐만 아니라 그것 자체가 좋은 콜레스테롤이라고 하는 HDL을 낮추기 때문에 동물성기름보다 더 나쁜 것으로 평가되고 있다.

식물성기름 중에 몸 안에 반드시 필요한 필수지방산들은 세포막에 존재하며, 몸 안에서 프로스타글란딘이라고 하는 국소 호르몬을 만들어 신체가 새로운 환경에 적응하는 데 능동적이고 적극적으로 작용하게 된다. 결국 좋은 지방산의 섭취는 스트레스 환경에 적응하는 능력과 방식을 갖추게 된다.

식물성기름의 불포화지방산을 가장 많이 가지고 있는 조직은 뇌 조직이다. 뇌 조직에 좋은 지방산을 많이 가지고 있다는 것은 그만큼 뇌 기능을 잘 보존하는 것이라고 할 수 있다.

우리 몸에 반드시 필요한 지방산에는 오메가-6 지방산과 오메가-3 지방산이 있는데, 뇌에는 오메가-3 지방산이 뇌 세포막을 이루는 데에 중요한 역할을 한다.

오메가-3 지방산은 뇌 세포막을 둘러싸서 뇌세포를 보호할 뿐만 아니라 뇌의 신경 가지들을 만들어 뇌의 신경전달물질이 머무는 집을 만들어주게 된다.

오메가-6 지방산은 우리 몸 안에 필요하지만 너무 많은 양을 섭취할 경우 뇌세포가 위축된다는 사실이 밝혀졌다. 뇌 신경전달물질의 공장을 지을 수가 없게 되는 것이다.

뇌의 건강은 여러 가지 요소들에 의해 지켜진다. 뇌에는 저장 세포가 없기 때문에 뇌의 기능이 원활히 돌아가기 위해서는 혈당을 일정하게 유지하여 안정적으로 공급하는 것이 가장 중요하고, 그 다음으로는 좋은 지방산의 섭취로 뇌세포의 피막이 손상되지 않도록 잘 보존하는 게 중요하다.

만약 변질된 기름을 섭취하거나 몸 안의 세포막 지방층이 활성 산소에 의해 손상을 받게 되면 뇌세포는 피복이 벗겨진 전깃줄의 전류가 다른 곳으로 흘러 감전의 위협을 주듯 뇌세포의 전기적 신경 전달이 제대로 이루어지지 않을 가능성이 다분하다.

뇌세포의 말단은 시냅스라고 하는 주머니가 있어 그 안에 신경전달물질을 저장하고 있는데, 이 시냅스 안으로 칼슘이 들어가게 되면 시냅스는 터지게 되고 신경전달물질은 밖으로 나오게 된다.

결국 이 신경전달물질이 흘러나온 다음 다른 뇌세포에 신경 전달을 하게 된다. 대부분의 사람들은 칼슘이 뼈와 관련이 있다고 생각하지만, 혈액 중의 1%의 칼슘은 이렇게 신경과 근육에 메시지를 전달하는 아주 중요한 역할을 하게 된다.

이 과정에서 필요한 것이 칼슘을 이온화시키기 위한 비타민 K인데, 이는 푸른 잎채소를 통해 섭취하거나 장내 세균에 의해 장에서 합성된다. 장의 생태 환경이 좋고 충분히 푸른 잎채소를 먹어야만 뇌의 기능이 원활해진다고 할 수 있다.

우리가 변질된 기름을 많이 섭취해서 필수지방산이 결핍되면 신체는 필요한 영양소의 갈망에 따라 자꾸자꾸 기름진 음식을 탐닉하게 될지도 모른다. 그리고 그것 자체가 국소 호르몬의 분비의 기능에 차질을 불러와서 면역 기능을 떨어뜨리고 뇌의 기능마저 교란시킬 가능성도 있다.

최근 발표된 자료에 따르면 뇌에 EPA와 같은 불포화지방산이 많이 있을 때 뇌의 기능이 원활해진다는 사실이 밝혀졌다. 또한 정신분열증 환자는 뇌세포가 지방산을 이용하고 조절하는 효소에 상당한 문제가 있다는 것도 확인이 됐다. .

정신분열증이라고 하는 것은 한 가지 원인에 의해 발생한다고 보기는 어렵지만 밥을 바꿔 혈당을 일정하게 유지하는 것 못지않게 좋은 지방산을 섭취하는 것 또한 뇌의 건강을 회복하고 유지하는 데에 아주 중요한 일이라고 하겠다.

뇌의 정상적인 기능을 유지하는 것을 모두 영양 물질에 의한 생화학적 측면에서 이해한다는 것이 뇌의 기능을 이해하거나 유지하는 데에 있어서 전부라고는 할 수 없다.

뇌는 심리적·사회적·문화적 지혜와 안정감에 의해 더욱 성숙하고 온전해지지만, 부정적 가치관과 사회적 안정감의 상실은 가장 먼저 뇌에 안 좋은 영향을 미친다.

하지만 식생활의 개선은 필요하다. 모든 일들이 그렇겠지만 기본이 되는 일과 시작이 되는 일이 있는 것이고 그것은 전체를 풀어가는 실마리로서 충분한 역할을 하게 될 것이다.

튀기지 말고 굽거나 삶은 음식을 먹고, 기름을 먹더라도 참기름이나 들기름으로 요리한 다음에 사용하거나 낮은 온도에 조리해서 먹는 방법을 찾아가는 것이 필요하다.

온통 기름에 절어 산다고 할 만큼 기름을 사용하지 않은 요리를 찾기 어려울 지경이 되어 볶거나 튀긴 음식들을 늘 접하게 되는 요즘, 기름을 사용하여 고온에서 조리한 음식을 가급적 삼가고 자연 상태의 식품에서 좋은 지방산들을 섭취하고자 하는 세심한 노력이 있어야 할 것이다.

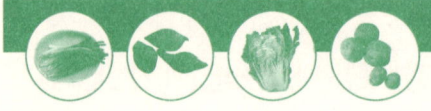

# 하루 세 끼를 꼭 먹어야 할까?

사람들 중에는 하루 한 끼를 먹는 사람도 있고, 두 끼를 먹는 사람도 있으며, 꼬박꼬박 하루 세 끼를 먹어야 된다고 생각하는 사람도 있다.

또한 건강법을 제시하는 사람들 중에는 누구는 아침밥을 먹지 말라 하고, 누구는 하루 한 끼만 먹으라고 하고, 누구는 하루 두 끼, 누구는 하루 세 끼 식사를 해야 한다고 저마다 나름의 논리를 편다.

모두가 맞는 말일 수 있다. 나름대로의 논리와 이유가 있고 그것이 반드시 잘못되었다고 생각하지는 않는다.

다양한 건강법들이 모두 타당성을 가질 수는 있지만, 또 그것이 전부는 아니다. 한 가지 건강법만으로도 건강해지는 사람이 있을지 모르나 그것 때문에 모두가 건강해지는 것은 아니다.

우리 몸은 새벽 3시에는 폐 기능이 활발해지기 시작하고 5시에는 대장이 움직여 배설을 하기 위해 깨어난다. 그리고 아침 7시가 되면 우리 몸은 음식을 받아들일 준비를 한다.

자율신경과 호르몬의 변화를 통해 생체 리듬이 바뀌는 시간에 일어나서 몸을 깨우고 밤새 만들어진 찌꺼기를 배설하고 하루를 힘차게 지내기 위해 아침 식사를 하게 된다. 몸은 배설하고 음식을 먹도록 되어 있다.

하지만 현대인은 대부분 늦게 자고 늦게 일어난다. 하늘의 기운으로 장의 움직임을 돕고자 하는 시간에 잠을 자고 있다면 우리 몸은 그 고마운 자연의 은혜를 받지 못한다.

많은 사람들이 장이 움직이는 시간에 일어나지 못하고 아침 식욕이 없는 상태에서 굶거나 꾸역꾸역 한 숟가락의 밥을 먹게 된다. 배설이 안 되는 사람, 아침에 몸이 각성되지 않는 사람들이 아침 식사를 무리하게 하는 것은 문제가 될 수 있다.

그렇다고 해서 "아침을 굶어라"라고 말하기에는 설득력이 부족하다. 아침은 배설하기 위한 시간이기 때문에 굶어야 한다고 말하기 전에 "배설을 하고 먹어라"라고 말하는 것이 타당할 듯싶다.

아침에 많은 일을 처리하고 활동을 해야 하는 사람들에게 아침 식사는 중요하다. 아침 식사가 잘 소화되고 흡수되기 위해 더 중요하게 생각해야 할 일은 일찍 자고 일찍 일어나는 것이다.

요즘은 아침형 인간 말고도 저녁형 인간이 있다며 그것을 인정해야 한다고 말하지만 그것은 저녁 시간을 은밀히, 즐겁게 지냈던 기억 속에 만들어낸 습관의 결과이지, 자연의 생체 리듬은 아니다. 우리 몸은 아침에 깨어나고 저녁이면 쉬고자 한다. 이것이 자연의 이치이다.

아이들이 공부하느라, 학원 다니느라, 게임하느라 늦게 자고 늦게 일어나는데 아침 식사를 꾸역꾸역 먹어야 하는 현실도 안쓰럽다. 아이들의 아침 식사는 아침의 수업 능력이나 학업의 집중력을 높여주지만 아무런 생각 없이 아침 식사를 해치워야 하는 아이들에게는 아침 시간만큼 곤혹스럽게 보이는 것도 없을 것이다.

사람의 몸은 하루 한 끼를 먹고 살 수도 있고, 하루 두 끼, 하루 세 끼를 먹고 살 수도 있다. 하루의 식사 횟수를 결정하는 것은 현대인의 물질적 풍요 속에 개인의 선택의 문제처럼 비추어지고 있지만, 역사적으로 식습관의 형성은 사회적 · 문화적 · 환경적 · 종교적 · 정치적 판단과 선택에 의한 것이었다.

옛날 사람들에게는 먹고 싶은 것을 내 마음대로 결정해서 먹고 싶을 때에 먹을 수 있는 권리가 있지 않았다. 다만 배고플 때 먹었고 먹을 것이 있을 때 먹었다. 그것이 살아가는 방법이었다.

뿐만 아니라 인류는 먹을 것이 부족하거나 일정하지 않았던 환경 속에 적응하며 살아가기 위해 항상 혈당을 높여 환경에 적응할 수 있도록 신체의 많은 기관들을 발전시켜왔다.

혈당을 내리는 호르몬보다 혈당을 올리는 데 관여하는 호르몬의 분비가 훨씬 더 많은 것을 보면 우리 인류는 기아와 부족에 더 적응해왔다는 것을 알 수 있다.

식사를 해야 하는 시간에는 고정된 룰이 없다. 배가 고플 때 먹는 것이 맞다고 해야 할까. 하지만 현대인은 배가 고프지 않아도 제시간에 먹어야 하고 밥맛이 없거나 속이 상하다는 이유로 몸이 배고파하는 메시지를 억눌러버리고 굶기도 한다. 사람들이 집단생활을 하기 때문이기도 하고, 몇 가지 감각에 치우쳐 살기 때문에 자신의 메시지를 제대로 읽지 못하기 때문이기도 하다.

사람마다 먹은 음식이 소화되는 시간과 흡수되는 시간이 모두 다르다. 집단적으로 사회를 형성하며 살아가야 하는 현대인에게 있어 먹을 것을 준비하는 사람과 먹는 사람의 역할이 나누어짐에 따라 우리는 식당 아줌마가 주는 시간에 밥을 먹어야 하는 불행한 처지에 놓이게 된 것이다.

하루 몇 번의 식사를 해야 하느냐가 중요한 것이 아니라 배가 고플 때 먹을 수 없거나 먹지 않는 것이 문제가 되고, 배가 부른데도 억지로 먹어야 하는 것이 문제가 된다.

음식을 소화시키는 데에는 사람에 따라 3~4시간에서 6~7시간이 걸린다. 소화가 채 되기도 전에 또 다른 새로운 음식을 먹는다는 것은 위와 장의 운동을 혼란시키는 결과를 초래하며, 적절하게 소화되거나 적절하게 흡수해야 하는 신체 기능에 큰 위협을 주게 된다. 간식을 자주 먹는 사람치고 건강한 사람은 없다.

사람마다 하루 라이프스타일이 다르고 에너지 소모량이 다르다. 무엇을 먹느냐 못지않게 적게 먹고 배고플 때 먹는 것이 중요하다. 규칙적으로 먹는 것도 중요하다. 그래서 일정하게 혈당을 유지할 수만 있다면 하루 한 끼를 먹어도, 두 끼를 먹어도, 세 끼를 먹어도, 그 이상을 먹어도 상관이 없다. 중요한 건 규칙적으로 먹는 것이다.

사람마다 신체 기능은 다르게 태어난다. 후천적으로 잘못된 식사 습관에 의해 질병이 생기기도 하지만 태어날 때의 신체 능력은 각기 다른 환경 속에 적응할 수 있는 능력에 많은 차이를 보여준다.

현대인들은 과도한 스트레스와 불규칙한 식사와 생활 습관 그리고 정신적인 것이든, 반복된 식사 습관이든 조절되지 않는 무리한 식사들에 의해 혈당을 유지하는 데 상당한 문제를 안고 살아간다.

혈당이 다른 사람들보다 더 올라가기도 하고 더 내려가기도 하며 일정하게 유지하는 데에 문제가 있는 저혈당증 환자들이나 당뇨병 환자들처럼 당을 이용하는 능력에 문제가 있는 사람들은 식사를 적게 규칙적으로 자주하는 것이 치료에 큰 도움이 된다.

이전의 식사가 다음 식사의 혈당과 혈압, 콜레스테롤에 영향을 미치게 되며, 식사의 횟수가 많아질수록 혈당은 천천히 오르고 콜레스테롤도 천천히 올라간다. 이것을 '세컨드 밀(second meal) 효과'라고 한다.

점차 건강이 회복될수록 식사와 식사의 간격은 멀어지게 되고 한 끼 굶거나 조금 있다가 먹어도 참을 수 있는 능력이 생긴다. 그렇다면 식사의 횟수는 조절되어도 전혀 무리가 없다. 이 정도가 되면 식사의 횟수를 줄여도 혈당과 혈압, 콜레스테롤의 수치에 큰 영향을 미치지 않게 된다.

많은 현대인들이 저혈당 증상을 보이고 있다. 그래서 더더욱 규칙적인 식사가 필요하다. 식사의 횟수는 사람의 다양한 사회적·문화적·환경적·생리적 요인에 의해 결정될 일이지, 고정된 규칙이 정해져 있는 것은 아니다.

누군가가 제시하는 건강법들에 얽매이기 전에 자신의 생활 습관들을 반성하며, 신체적 상태와 자신의 라이프스타일을 충분히 고려하여 자기 고유의 생활 리듬과 습관을 익혀가는 것이 필요하다.

# 5장

## 생명이 넘치는 밥상차림

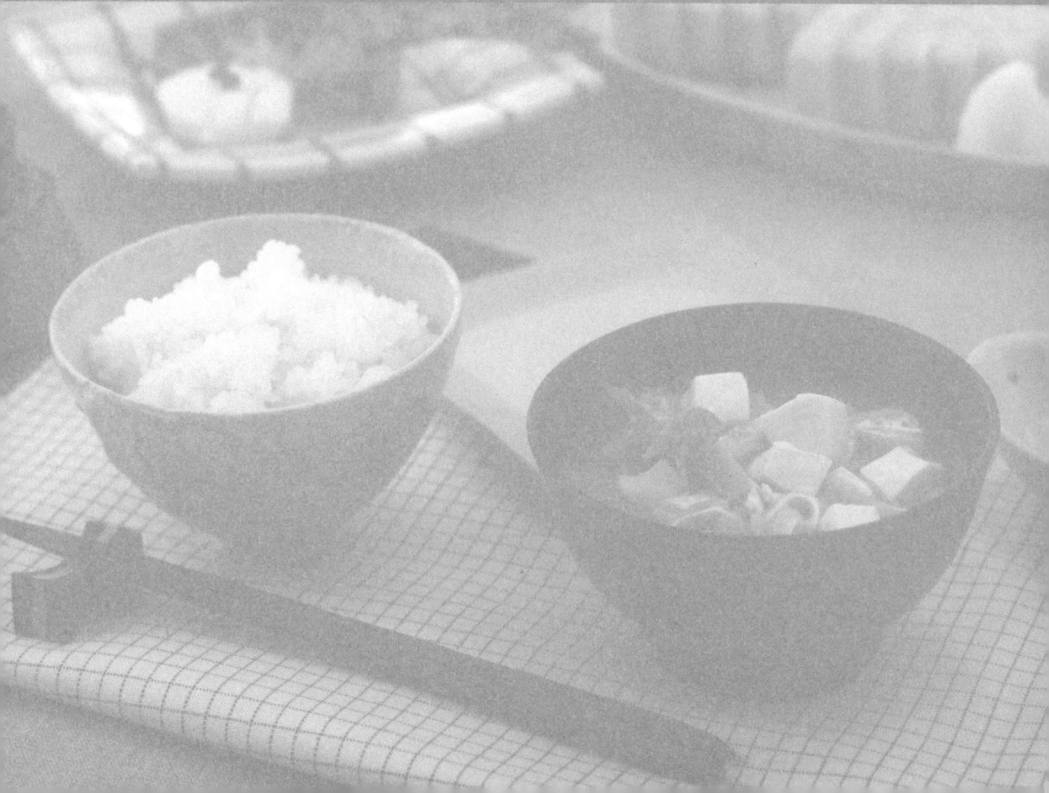

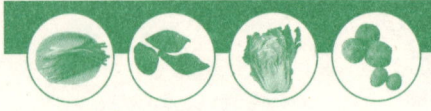

# 전부 다, 알뜰히, 감사히

지난 시절 우리는 밥상머리 앞에서 토를 달지 않았다. 밥상머리 앞에서 구시렁거린다는 것은 말도 안 되는 일이었고 있을 수도 없는 일이었다. 그저 맛이 있으면 있는 대로, 맛이 덜하면 덜한 대로 먹었다.

먹을 것이 부족하여 형제간의 먹을 것 쟁탈전이 치열했던 시절, 우리는 음식 앞에서 어떤 불평이나 타박을 할 수가 없었다. 어쩌다 먹는 고기나 달걀은 맛이나 질에 상관없이 그 자체만으로도 너무나 맛있고 고마운 음식이었다.

하지만 음식들이 넘쳐나고 흔해진 지금, 현대인에게 미식은 하나의 취미 내지는 고급스러움의 상징이 되었으며 음식 앞에서의 군소리는 우아한 입방정으로 그럴싸하게 포장되었다.

　삶이 여유로워지면서 우리는 더 고상한 방식으로 음식을 즐기는 방법을 찾기 시작했다. 양푼의 비빔밥이나 손가락으로 북북 찢어먹던 김장 김치보다 칼과 나이프로 전채 요리, 본 요리, 후식으로 이어지는 코스 요리를 먹는, 한마디로 폼 나게 나오는 음식들을 선호하고 즐겨 찾았다. 코스로 나오는 음식의 재료가 안전한지, 무엇인지, 어떻게 만들어졌는지 그런 것은 중요하게 여기지 않았다.

　밥 먹을 때의 태도는 어떠한가.

　"밥 먹을 때는 조용히 해라!"

　밥상 앞에서 떠들면 주의를 주던 어른들의 말을 젊은 세대들은 무조건 권위적인 것으로 받아들였다. 어른들이 왜 그런 말을 했는지 한 번쯤 생각해보지도 않고 젊은 세대들은 식탁 앞에서는 재미있게, 즐겁게 이야기를 나누며 밥을 먹어야 한다고 생각하고 있다.

　세상은 변해 이제 밥을 먹는 동안 신문을 보아도, TV를 보아도, 어떠한 개인적인 행동을 해도 묵인하는 상황이 되어버렸다. 밥상은 단지 한 끼를 때우기 위한 수단 정도가 되어버린 것이다.

　목구멍으로 넘어가는 음식을 온몸으로 느끼며 그 음식이 자라온 곳, 그것을 키워낸 자연의 생명을 생각하는 경건함과 그것을 밥상까지 올려놓아 먹게 해준 부모에 대한 감사함은 이제 더 이상 밥상머리 앞에서 찾을 수가 없다.

　옛날에는 김치를 담그는 날이면 푸른 배추의 억센 잎들은 따로 모았다가 우거지 된장국으로 끓여 먹었고, 깍두기를 담글 때 무청은 고스란히 토막 내어 무와 함께 벌겋게 버무려 먹었다. 그 무청이 무엇보다 맛있었던 기억이 생생하게 남아 있다.

그러나 지금 우리는 무청 있는 깍두기를 먹어본 지 오래고, 배추의 억세고 질긴 푸른 잎들은 아이들의 약한 치아를 보호한다고 모두 버리는 바람에 아이들은 배추가 노란색인 줄만 안다. 언제부턴가 젊은 세대들에게 배추와 깍두기는 당연히 그렇게 먹는 것이 되어버렸다.

씨눈 떨어진다고 쌀을 빡빡 씻지 말라고 배웠던 시절, 그 쌀뜨물을 받아 된장국을 끓이는 것은 아주 자연스런 일이었다. 하지만 요즘 주부들은 천연을 가장한 화학조미료 한 수저가 똑같은 맛을 낼 수 있다고 생각하고 있다.

잎은 잎대로, 줄기는 줄기대로, 뿌리는 뿌리대로 보관하고 조리하여 먹었던 조상의 지혜는 어디로 가고, 내 입에 먹기 좋은 것만 먹고 내 입에 먹기 나쁜 것은 내다 버리는 이기심과 무신경만 남았을까.

옛 어른들은 '어떻게 전부 다 먹을까, 알뜰히 먹을까, 아껴 먹을까'를 고민했고 타박 없이, 불평 없이, 입방정 없이 음식을 대했다.

요즘은 자연식, 유기농 음식이 질병의 치료에 큰 도움이 된다는 사실이 새삼 알려져 많은 관심을 모으고 있지만, 음식 앞에 따지는 목소리는 크게 달라지지 않고 현대인들의 욕심만 하나 더 늘어난 것 같아 씁쓸하기만 하다.

'먹는 양보다 버려지는 쓰레기가 더 많은 시대.'

'제대로 된 먹을거리의 생산보다 화학비료와 성장촉진제를 써서 돈 되는 물건만 만들면 된다고 생각하는 시대.'

'식품의 오염과 환경의 파괴가 다시 부메랑이 되어 내 목을 조여오는 줄도 모르는 시대.'

'세계 한편에서는 10억의 인구가 하루 1달러가 없어 굶어가는데, 누군가의 쾌감이 될 고깃덩어리를 만들기 위해 전 세계 곡물 생산량의 50%를 먹어치우는 소, 돼지 등의 동물들을 사육하는 시대.'

'햄버거를 사기 위해 자기 먹을 것 심을 땅에 커피, 사탕수수, 바나나를 심어야 하는 비극의 시대.'

'인류의 20%가 전 세계 자원과 에너지의 80%를 쓰면서도 그것은 자신의 능력으로 가능했었다고 말하는 시대.'

'지구 한편에서는 배불러 죽어가고, 또 다른 한편에서는 배고파 죽어가는 시대.'

우리는 지금 이러한 시대에 살고 있다.

이제는 음식에 대한 생각을 바로 하여 내 배고픈 영혼, 내 삐뚤어진 영혼을 달래고 더불어 살아갈 수 있는 감사의 시간들을 가져나가야 할 때이다.

음식은 뿌리, 줄기, 잎, 껍질 전부를 먹을 수 있어야 한다. 모두를 알뜰히 먹을 수 있어야 한다. 물 한 방울에 스며 있는 하늘과 땅, 비와 바람의 은혜를 기억하고 밥 한 톨에 담긴 많은 사람의 노고를 생각하며 감사히 먹어야 한다.

육식을 줄이는 것이 내 몸을 건강하게 하기 위한 길일 뿐만 아니라 지구 저편의 굶어 죽어가는 10억 인구의 최소한의 생존을 돕는 길임을 알아야 한다.

내가 지금 종이 한 장 아껴 쓰고 일회용품 사용하지 않는 것이 해마다 심해지는 폭염과 홍수와 태풍의 피해같이 앞으로 닥쳐올 기상 이변을 막을 수 있는 길임을 알아야 한다.

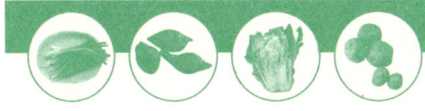

# 밥맛이야!

우리는 보기 싫거나 재수가 없어 보이는 사람을 보고 '밥맛이야'라는 표현을 쓰곤 한다. 밥에 무슨 죄가 있다고 이런 말을 쓰고 있단 말인가.

무언가 기분 나쁜 일이 있거나 컨디션이 안 좋을 때 보통 식욕을 잃게 되는데 이렇게 식욕을 잃게 되는 건 어떤 이유에서든 그 사람의 상태가 좋지 않다는 것을 의미한다.

이런 의미에서 상대하기 싫은 사람을 보면 밥맛이 떨어진다는 표현을 사용하게 되었는데 이 말이 짧아지면서 '밥맛이야'라는 말만 남았다고 한다. 밥맛 올라가는 사람은 잘 없기 때문에 밥맛 떨어진다는 부정적인 말만 사용하게 되었고, 혼란을 주는 말은 아니기 때문에 그렇게 줄인 말이 고착되었다고 한다.

이런 말이 고착된 걸 보면 식사의 중요성이 예로부터 중요하게 강조되었다는 걸 알 수 있다. 옛날에 쌀은 귀한 음식이었고 사람이 곡기를 끊으면 곧 죽음을 의미하는 것으로 받아들였기 때문에 밥맛을 아주 중요하게 생각했던 것으로 보인다.

하지만 피자와 스파게티, 햄버거와 라면으로 한 끼를 때우곤 하는 젊은이들에게 밥맛은 가장 맛없는 것으로 기억되고 있는 듯하다. 맛없고 싱겁고 재미없는 의미로 젊은 사람들에게 더욱 일상적으로 쓰이는 말이 되어버렸다. 요즘 사람들이 밥상을 바라보는 생각들을 대변하고 있는 것 같아 마음 한편이 씁쓸하다.

도정하지 않은 쌀로 지은 밥을 사람들은 거칠다는 이유로 밥맛이 떨어진다고 말하지만, 실제로 도정률이 높은 쌀은 씨눈과 껍질의 고유한 맛과 향과 영양과 생명력이 모두 떨어져나갔기 때문에 밥의 진정한 맛이 없어진다.

식물은 광합성을 통해 유기물을 합성하고 음식의 고유한 성질은 다양한 유기물의 합성에 따라 결정된다.

사람들은 부드럽고 고슬고슬한 밥을 술술 먹을 수 있어야 밥이 맛있다고 하지만, 실제로 그것은 눈이 보는 편견과 입 안에서 느끼는 과장된 촉감과 고급문화에 대한 동경에서 비롯된 관념이 만들어낸 것일 뿐이다.

편식이 심할수록, 미신경이 둔화될수록 음식 고유의 향을 싫어하게 된다. 사람들 중에는 들깨의 향이 싫어 들기름도 안 먹는 사람이 있고, 더 예민한 사람은 현미의 냄새가 싫다고도 말한다.

미각신경이 둔화되어 편식이 심한 사람들은 음식 고유의 맛과 향과 질감을 좋아하며 먹기보다는 오직 양념 맛으로 음식을 먹게 된다. 양념은 달고 맵고 시고 자극적이기 때문에 먹을수록 더욱 탐닉하게 되는데 이런 식사 습관을 오랜 시간 가지게 되면 영양은 균형을 잃게 되고 신체의 기능은 저하된다.

그러나 미각이 회복되기 시작하면 음식은 자연 그대로의 상태가 좋아진다. 쓰면 쓴 대로 음식 고유의 담담하고 씁쓸한 맛이 먼저 좋아지는 것은 미각신경이 회복되고 있음을 알려주는 징표이다.

도정하지 않은 곡식은 씨눈과 껍질의 영양과 생명력을 통해 현대인의 미량 영양소의 결핍을 해소할 뿐만 아니라 하루 필요한 섬유질의 양을 보충할 수 있는 유일한 대안이 되고 있다.

통곡식은 우리에게 씹을 수 있는 기회와 천천히 먹을 수 있는 기회를 제공하고 음식을 해준 사람의 정성과 그 뒤에 숨어 있는 숱한 사람들의 노고와 천지자연의 은혜와 교감할 수 있게 해준다.

천천히 씹어 먹을 수 있는 음식은 삶을 좀 더 느리고 소박하게 살아가게 하는 시작을 마련해주며, 씹고 음미하는 순간의 깨어 있음은 현재의 삶을 좀 더 충실히 살아가게 하는 지혜를 가르친다.

모두가 밥맛을 잃어버린 세상.

그래서 잃어버린 입맛을 찾아 헤매는 세상.

내가 너를 밥맛으로 생각하는 세상.

그래서 밥맛 도는 사람을 찾아 헤매는 세상.

진정한 밥맛은 맛있는 음식을 먹으며 찾는 것이 아니다. 음식을 대하는 자신의 마음이 어떤지에 따라 밥맛은 있기도 하고 없기도 하다.

밥이 중요한 줄 알고 현미밥이 소중한 줄 안다면, 그래서 살맛나는 세상에 살고 있다고 믿고 있다면 밥이 지겹거나 밥맛이 떨어지는 일은 없을 것이다.

진정한 사람과의 관계는 밥맛 도는 사람을 만나 이루어지는 것이 아니다. 사람을 대하는 나의 마음이 어떤지에 따라 사람들 모두가 밥맛이 되기도 하고 밥맛이 돌기도 한다.

만일 지금 너는 나와 너무 달라 내 취향이 아니라며 밥맛이라 말하고 있다면, 내 취향에 맞고 내 입맛에 맞아 밥맛이 도는 사람을 만나는 일 또한 기대할 수 없을 것이다. 사람들이 나와 같아야 한다는 생각을 버려야 모든 사람들로 하여금 밥맛이 도는 것이다.

이건 이래서 싫고 저건 저래서 싫은 것이 아니라, 이건 이래서 좋고 저건 저래서 좋은 생각이 들어야 밥맛이 돈다. 결국 밥맛이란 것은 삶의 다양함을 인정하는 사람들이 자연의 생명력을 이어가는 순환과 관계의 질서를 배우는 과정 속에 영원히 시들지 않는 꽃과 같은 것이다. 밥맛은 항상 있는 것이다.

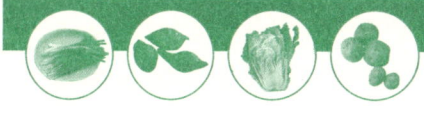

# 하고 또 하는 것이다

삶의 어려운 고비를 넘기다 보면 인생은 도 닦는 훈련장 같다는 생각이 든다. 그리고 식생활 개선을 하며 자신의 습관을 바꾸어나가는 과정을 많은 사람들이 어려워하고 또 좌절하는 것을 보면서, 인생은 사는 것 자체가 수행적 차원의 문제이기도 하며 깨달음의 장이기도 하다는 생각을 하게 된다.

습관을 바꾸는 게 당장은 잘 안 된다. 아무리 좋은 줄 알아도 그렇게 잘 안 되고, 아무리 나쁜 줄 알아도 쉽게 바뀌지 않는다. 하지만 안 돼도 하고 또 하고 또 하는 것이다. 또 하다 보면 언젠가는 되는 것을 본다. 산도 오르고 또 오르면 오솔길이 나지 않는가.

그러나 사람들은 자신의 능력을 믿지 않고 성과를 바라는 조급함 때문에 자신이 가는 길을 의심하고 발길을 되돌리며 산에 오르지 않기로 마음먹거나 심지어 그것은 길이 아니라고 말하기도 한다.

습관을 들인다는 것은 오르고 또 올라 산중에 오솔길을 내듯 참으로 어렵고 힘들며 오랜 시간이 필요한 일일 수 있다. 습관을 들인다는 것은 아주 대단한 일을 해내는 것이기도 하다. 습관을 잘 들인 사람들은 당당한 삶의 주인이 된다.

사람들은 자신의 일이 계획한 대로 잘 되지 않으면 계획 자체를 다시 짜는 일을 반복한다. 학교 다닐 때 수없이 했던 행동이다. 예컨대 그날 풀기로 한 수학 정석을 다 풀어내지 못하면 그 다음 날은 영락없이 앉아서 다시 계획을 짠다. 처음부터 다시 시작하는 것이다. 그렇게 되면 나중에는 하루에 할 분량이 많아져서 처음에 원하던 것의 반도 못해낸 기억이 있을 것이다.

우리는 지금 식생활을 바꾸면서도, 담배를 끊으면서도 그렇게 하고 있는지도 모른다. '언제까지 먹고, 언제까지 피고, 언제부터 열심히 해야지' 하고 계획을 세우지만 이것도 작심삼일, 항상 도루묵이 되는 것을 쉽게 경험한다.

작심한 지 하루도 못 되어 잘 안 된다고 생각하고 만다. 요즘은 여러 곳에서 교육을 많이 하고 정보도 많다 보니 작심삼일보다는 조금 더 하는 것 같다. 하지만 안 되는 것은 마찬가지이다. 결국은 완전히 포기한다.

주부들이 참가하는 교육을 하다 보면, 처음에는 냉장고에 있는 것다 버리고 인스턴트식품 안 사 먹는 등 당장은 너무나도 잘할 것 같은 목소리로 결의에 찬 약속을 한다.

하지만 이런 사람들은 나중에 영락없이 나를 피하거나 도망 다닌다. 한 달이 가고 두 달이 가고 여섯 달이 가서 우연히 만나게 되어 "요즘도 잘하고 계십니까?"라고 물으면 "아뇨, 요즘은 되는 대로 먹고 살아요"라고 말한다.

큰소리치던 주부들은 눈치를 보며 나를 슬금슬금 피하곤 했는데 당시엔 그런 이유로 사람과의 관계가 불편해지는 것이 좋지 않았다. 이제는 그런 좋고 싫은 감정도 사라져 사람들을 만나면 기대와 편견 없이 담담할 수 있지만 착한 사람들과 처음부터 덤비는 사람들은 참으로 무섭다는 생각이 들게 한다.

착한 사람은 자신의 행위를 항상 올바른 것, 좋은 것으로 생각하기 때문에 자신의 문제를 돌아보지 않아 이야기하기가 힘들다. 누가 옳은 것, 좋은 것, 최선을 다해 열심히 한 것들을 포기하겠는가. 다만 잘못이라면 그것이 자신만의 생각이라는 것을 모르는 데 있다. 또 덤비는 사람은 그 열정적인 모습에 모두들 환호하지만 불도 강하면 모두를 태워 버리듯 오히려 오래가지 못한다는 경험을 자주 하곤 한다.

처음 새로운 지식과 정보를 접하고 나서 자신에게 확실한 신뢰와 후회하지 않을 자신감과 포기하지 않을 거라는 각오가 어느 정도 생길 때까지는 그것이 하루건, 이틀이건, 한 달이건 지켜볼 필요가 있다. 자신의 마음에 변화가 일어나는 것을 보며 자신을 관찰할 시간이 우리에게는 필요하다. 지금 알게 된 것을 바로 액션으로 옮기는 것은 위험한 일일 수 있다. 자신의 짧은 경험을 통해 자신의 생각을 양 극단으로 몰고갈 수 있는 아주 무섭고 위험한 길이 되기 때문이다. 그런 사람들의 인생은 항상 '도' 아니면 '모' 이다.

"내가 못 바꾸는 것을 보고 남이 못 바꾸는 것을 이해하는 것도 공부이고, 남이 못 바꿔서 병나는 것을 보고 정신 차려 나도 빨리 바꾸어야지 생각하는 것도 공부다"라는 말도 있다.

담배 끊는 사람과는 상종하지 말라는 말도 있다. 담배를 끊는 것이 섣부른 각오였을 때 그것을 지켜갈 힘이 그 사람에게는 없기 때문에 신뢰할 수 없다는 의미일 수도 있고, 담배를 끊는 데 성공해도 그런 모진 사람은 사람들의 어려움을 이해하지 못하는 자기 신념에 가득 찬 매몰찬 사람일 수 있다는 생각에서 비롯된 말이기도 할 것이다.

습관을 바꾸고 무언가를 바꾸어나간다는 것은 인간의 행위를 닦는 것이므로 그것은 곧 수행 그 자체라고 할 수 있겠다. 수행은 하고 또 하는 것이다. 밥을 먹듯, 이를 닦듯 그렇게 매일매일 하는 것이다.

내가 식습관을 바꾸다가 잘 안 될 때, 오늘 내가 또 피자와 청량음료를 먹었다고 라면을 먹었다고 커피를 마시고 담배를 피웠다고 해서 죄의식을 가지고 절망하거나 '에라 모르겠다' 도망치며 되는 대로 먹고 살겠다고 해서는 안 된다.

그렇게 먹은 자신을 보고, 그렇게 먹을 수밖에 없었던 자신을 이해하고, 제대로 알려 하고, 또다시 마음먹어 다시 하는 것이다. 그렇게 우리는 평생 작심삼일을 삼 일에 한 번씩 계속하면 된다. 그렇게 죽을 때까지 하는 것이다.

안 되면 또 하고 또 하고, 매일 안 먹기를 약속하고, 매일 안 마시고 안 피기를 약속하며 매일 그렇게 하는 것이다. 좌절할 필요는 없다. 누군가와 비교할 이유도 없다. 단지 시간의 흐름 속에 달라지는 나를 볼 수 있으면 된다.

습관을 바꾼다는 것은 반성과 내일의 약속을 통해 하고 또 하는 것이다. 소중하고 중요한 것은 하고 또 하는 지금의 나인 것이다.

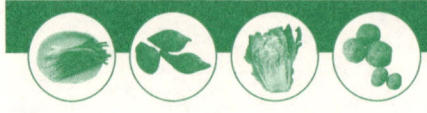

# 바른 식생활은
# 사람을 변화시킨다

이상한 행동을 하는 사람을 보면 "저 사람 뭐 잘못 먹었나봐" 라고 말한다. 밥 때문에 사람의 행동이 변할 수 있다는 것을 안다면 아마도 살다가 화나는 일들이 많이 줄어들 것이다.

'뭔가 잘못 먹어 그런가 보다' 라고 생각한다면 이 세상에 이해할 수 없는 일은 그리 많지 않게 될 것이고, 그렇게 널리 이해할 수 있는 마음이 조금씩 늘어난다면 원망과 후회, 미움과 증오, 화나는 마음들을 줄여갈 수 있을 것이다.

하지만 대부분의 사람들은 먹는 것이 사람의 행동을 변화시킬 수 있다고는 생각하지 않는다. 먹을거리와 육체적인 건강, 마음과의 연관도 이해할 수 없는 마당에 하물며 식생활과 행동과의 관련성을 생각하기는 쉽지 않을 것이다.

　음식과 식생활은 육체적인 건강뿐만 아니라 마음과 행동에 영향을 미치고 육체적·정신적·사회적·영적이라는 전인적 건강체에 도달하는 지름길을 안내해준다. 그래서 마음 수행을 하며 우주의 근본 진리를 깨닫기 위해 노력하는 모든 영적·정신적 지도자들은 음식을 대하는 자세의 중요성에 대해 잊지 않는다.

　무엇을, 어떻게, 얼마나 먹느냐 하는 것은 아주 중요한 문제이다. 한두 번 잘못 먹는다고 병나는 것이 아니라 오랜 시간 잘못된 식생활이 지속적인 영양의 불균형을 초래하고 신체의 기능을 서서히 저하시켜 노화와 질병, 죽음으로 몰고가기 때문이다.

　마음 쓰는 것도 한두 번 화낸다고 병이 나지는 않지만 마음에 원한과 분노, 미움과 증오심을 채워 살다 보면 이러한 마음의 긴장과 불안이 만성적인 신체의 긴장을 유도하고 신체의 기능은 저하되어간다.

　마음은 조금 다른 더 큰 문제일 수 있다. 마음도 씀씀이니 만큼 자꾸 화를 내 버릇하면 자꾸 화가 나서 또 하나의 습관이 된다. 크게 한 번 화내고 나면 그 흔적이 10년 동안 우리 몸에 남는다고 한다.

　화산이 폭발하면 땅이 쩍쩍 갈라지고 나무와 식물이 말라가고 동물들이 죽어가는, 그리하여 결국 용암으로 굳어진 황폐한 땅이 되어가는 것처럼, 마음 한 번 잘못 일으켜 벌컥 내버린 분노로 우리 몸도 생명을 잃고 굳어져갈 수 있다.

　정신없이 바쁘게 살아가는 동안 내 몸 안에 병이 생겨나는 줄도 모르고 앞만 향해 달려가는 현대인들은 오랜 시간에 걸친 잘못된 생활 습관으로 병을 키우고 있다.

그 가운데 식생활 습관을 먼저 거론하는 것은 먹는 것은 삶의 기본이기 때문이다. 우리 몸은 먹는 것을 재료로 하여 만들어진다. 먹는 것에 대해 잘못을 깨닫는 사람은 몸과 마음의 변화를 관찰하기 쉽고 생활 방식 전체에 대한 반성과 고민을 좀 더 수월히 해내기 시작한다.

그리고 제대로 된 먹을거리를 먹기 위해 관심을 갖는 동안 가족과 이웃, 농촌의 현실에도 자연스레 관심을 가지게 되고 삶의 중심이 굳건히 서게 된다. 바른 식생활에는 인생을 바꾸고 세상을 바꾸어나가는 힘이 있다.

우리는 막연하기는 하지만 안 좋은 식습관에 대해 대체로 잘 알고 있고 식생활의 개선이 필요하다는 것도 알고 있다. 그럼에도 불구하고 습관을 바꾸는 일이 잘 되지 않는 첫 번째 이유는, 제대로 모르고 있거나 별로 바꾸고 싶은 마음이 들지 않기 때문이다.

지금 우리는 옛날보다 잘 먹게 되었는데 너무 유난스러운 것 아니냐 하는 입장과 먹는 것은 한 끼 입에 맞는 것으로 때우면 되는 것 아니냐 하는 생각 정도에 머물러 있다. 또 안다고는 하지만 무엇이 어떻게 문제이고 그 대안은 뭔지 제대로 모르기 때문에 그냥 어정쩡한 입장인 경우도 있다. 극단적으로는 사람이 먹는 것을 챙기거나 음식을 가리는 것을 지극히 이기적인 행동으로 생각하기도 한다.

두 번째 이유는 잘 안 되는 것을 가지고 하려고 하니까 안 되는 것이다. 육식과 가공식품을 자주 먹는 것이 나쁘고, 청량음료와 카페인이 든 음료가 나쁘고, 폭식과 과식이 나쁘고, 급하게 먹는 것이 나쁘다는 것은 잘 알고 있다. 하지만 길들여진 식습관이 쉽게 바뀌지는 않는다.

소식해라, 조금씩 먹어라, 천천히 먹어라, 지방 섭취를 줄여라 하면서도 잘 안 되는 것은 그것이 실제로 실천할 수 있는 음식이 아니기 때문이다. 생크림 케이크는 입에 들어가는 순간 녹아버리고 국수와 라면은 후루룩 넘어가버린다. 흰쌀밥과 밀가루 음식 모두가 그렇다.

씹을 수 없는 음식들을 가지고 씹어 먹어야 한다, 천천히 먹어야 한다고 말해왔던 것이다. 채소를 많이 먹는 것이 좋은 줄 알면서도 먼저 고기반찬을 찾게 되는 것은 고기를 먹고 나면 속이 든든하고 힘이 난다고 여기기 때문이다. 육류를 섭취하게 되면 몸 안에서 스트레스 호르몬의 분비를 증가시켜 순간적으로 힘을 나게 해준다.

그러나 이것은 잘못된 것이다. 도정하지 않은 밥을 규칙적으로 먹지 않아 혈당이 일정하게 유지되지 않으면 혈당이 떨어졌을 때 신체는 단발적인 힘을 내기 위해 고기를 찾고 더 많은 단 음식과 청량음료와 카페인과 니코틴을 찾게 된다. 고기를 좋아하고 안 먹으면 살 수 없다고 하는 것은 병적인 상황과도 같다.

육식을 줄이고 거친 밥 중심의 식사를 하면 씨눈과 껍질에 있는 영양을 섭취하고 씹는 훈련을 하게 되면서 미각세포는 새롭게 자연적인 수준으로 복구된다. 차츰 화학조미료로 맛을 낸 음식과 식품첨가물을 많이 사용한 음식들은 싫어지게 되고, 때로는 먹고 나면 속이 불편해지기 때문에 그런 음식들은 점차적으로 먹기 싫은 음식이 되어간다.

이처럼 씹을 만한 음식, 통곡식의 식사는 자연적인 식품에 대한 거부감을 줄여주고, 몸에 이로운 음식들이 절로 좋아지게 만들어주며, 해로운 음식들은 입에서 기려내어 몸이 원하지 않게 해준다.

식습관을 바꾸지 못하는 세 번째 이유는 습관이라고 하는 것은 하루 아침에 형성된 것이 아니기 때문이다. 사람들에게 있어 현재의 선택이라고 하는 것은 매 순간 최선을 다해 이루어지고 있다. 무언가를 바꾼다는 것은 최선을 다해 선택한 지난날의 자신의 모습을 부정하는 것이 되기 때문에 습관을 바꾸는 일은 결코 쉬운 일이 아니다.

자신이 최선을 다해 살아온 삶을 전면적으로 부정할 사람은 많지 않다. 더욱이 모든 생활이 습관으로 굳어져 있기 때문에 매 순간 정신을 바짝 차리고 꾸준히 노력해야 한다. 또 삶 깊숙이 스며 있는 잘못된 생각들과 습성들을 바꾸어나가기 위해 수행자의 마음으로 계속해서 노력해야 한다.

삶의 습관들을 바꾸는 것은 그렇게 만만하지 않다. 바뀌는 것, 거듭나는 것, 새로워지는 것은 지난날의 강한 부정을 통해 현재에 대한 강한 긍정을 하게 되는 것이다.

사람들 가운데 뭔가 새로운 자각과 반성을 하게 되면 대단한 각오를 하고 유난스런 행동을 하여 주위 사람들의 지지를 그다지 받지 못하는 사람이 있다. 이렇게 되면 자신도 지치게 되어 쉽게 포기하게 된다.

중요한 것은 날마다 식생활에 대한 점검과 반성을 꾸준히 해나가겠다는 결단과 각오이다. 자연식이 또 하나의 건강을 만드는 요법이 되고 수단이 되어 스트레스가 되는 일은 없어야 한다.

부드럽고 연한 것은 삶의 무리이고 세고 강한 것은 죽음의 무리라고 했다. 어떤 습관을 바꾸어나가기 위해 우리에게 필요한 것은 자신에 대한 관대함과 모든 일들이 만만하지 않다는 현실에 대한 구체적인 이해, 부드러운 모습으로 끝까지 하겠다는 다짐일 것이다.

자신에 대한 격려와 더 큰 애정과 여유로움으로 스스로를 대하는 것은 아주 중요하다. 완벽한 모습으로의 내가 아니라 변화하는 나를 보며 그 속에 일어나는 작은 만족과 기쁨, 행복감을 쫓아가야 한다. 작고 소박한 변화에 관심을 두어야 한다. 우리에게 이보다 더 중요하고 큰 관심거리는 없으며, 있다고 한들 그것은 한순간 파도에 휩쓸릴 모래성과 같은 것임을 알아야 한다.

애고 어른이고 배고프면 신경질이 늘고 짜증이 난다. 곳간에서 인심 난다고 내 몸과 마음이 편해야 가는 말도 고와지고 결국 오는 말도 고와진다. 그렇게 되면 모든 일이 잘 풀리고 좋은 일들이 늘어나게 된다. 내가 바뀌기 시작하면서 나를 둘러싼 세상이 바뀌는 것을 체험하는 일은 그렇게 어려운 것이 아니다.

로또 복권은 8백만 분의 1도 안 되는 희박한 확률로 특정 사람에게만 행운을 주지만 거친 밥상은 먹을거리에 관심을 갖는 모든 사람에게 행운을 가져다준다. 밥상의 작은 혁명으로 인해 내 인생이 역전되고 있음을 체험할 수 있을 것이다.

지금 말하고 싶은 것은 고기 먹지 말라, 채식만 해라가 아니다. 식생활에 대한 관심을 적어도 자기 삶의 소중한 한 영역으로 여기며, 살아가는 데 필요한 최소한의 기본적인 것들을 배우고 익히듯 상식 수준의 이해와 고민 정도는 하고 살자는 것이다.

음식에 대한 편견도, 음식에 대한 집착도 버리고, 먹는 일들을 적어도 인간의 자유롭고 행복한 삶을 살아가는 데 주요한 영역으로 이해하여 선입견 없이, 오해 없이 열린 마음으로 최소한의 관심을 가지자는 것이다.

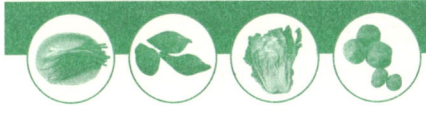

# 기다림의 시간이 필요하다

요즘은 대개 밥을 압력밥솥이나 전기밥솥에 하기 때문에 뜸을 들일 필요가 없다. 하지만 밥은 은근한 불에 뜸을 제대로 들일 때가 맛있고, 말린 나물은 삶아 불려서 낮은 불에 은근히 볶아내야 나물 맛이 깊고 근사하다.

요즘은 전자레인지에 3분만 데워도 먹을 수 있는 음식도 많고 당장 원하는 식품은 슈퍼마켓에서 언제나 사서 먹을 수 있다 보니, 하나의 음식이 만들어지기까지 얼마나 많은 사람들의 손길이 거치고 있는지를 알지 못한다.

콧물 약을 먹으면 콧물이 나지 않고, 해열제를 먹으면 열이 떨어지고, 진통제를 먹으면 통증이 사라진다. 우리가 기대하는 것은 그렇게 빨리빨리 눈에 보이는 효과가 있어야 하고, 그렇지 않은 것은 시장에서 도태된다고 배웠다.

우리는 언젠가부터 확실한 것을 원하게 되었고, 눈에 보이지 않는 것은 믿지 않았으며, 당장 변화를 가져오지 않는 그 무엇들은 성과가 없는 것이라고 생각하게 되었다.

이 얼마나 폭력적인가.

이제껏 그렇게 잘못 먹고 그렇게 성질 고약하게 굴어 늘 마음 불편하게 하고 그렇게 급하게 행동하고 그렇게 늦게 자고 늦게 일어나서 온몸을 괴롭혀놓고서는, 이제 먹을 것 좀 바꿔주고 마음 좀 비워주고 이제 좀 느리고 천천히 살겠다고 약속하고 이제 좀 일찍 자고 일찍 일어나겠다고 다짐하고서는 빨리 효과가 나지 않는다고 또 투정 아닌 투정을 한다.

우리는 밥 한 톨에 얼마나 많은 사람들의 정성과 손길이, 땅과 물과 해와 바람의 손길이 묻어 있는지 모른다. 또 안다고 해도 전부 헤아릴 수 없다. 음식과 물과 공기로 내 몸 안에 스며든 온 하늘과 땅과 사람들의 기운을 어떻게 계산해낼 수 있을까.

아무리 칼로리를 따져 음식을 먹어도 내 몸이 그만큼의 칼로리를 낸다는 보장이 없듯이, 음식 안에 들어 있는 기운과 그것을 받아들이고자 하는 내 마음을 내가 알 수 없는데, 음식을 바꾸고 생활을 바꾸었다고 해서 이쯤 하면 다 나을 것이라고 장담할 수 없는 일이다.

무엇을 알 수 있고 무엇을 안다고 할 수 있을까. 우리는 다만 그렇게 할 뿐이다.

그동안 얼마나 나를 향해 고약하게 굴었는가. 자신의 지난 시간을 되돌아보지 않고 이런 것 먹으면 낫느냐고 묻는 것은, 이런 것 하면 좋아지냐고 묻는 것은 밥 좀 바꿔주었으니까, 마음 좀 바꿔주었으니까 "너 이제 좋아져야 돼"라고 자신에게 명령을 하고 있는 것과 다르지 않다.

내 몸과 마음은 주인이 고약하게 굴어 잔뜩 화가 나 있다. 아니면 살려달라고 애원을 하고 있는지도 모른다. 내 몸과 내 삶의 주인으로 살아간다는 것은 나를 함부로 대하지 않으며 내 몸이 보내주는 메시지를 읽으려고 노력하는 것이다. 몸은 사랑 받고 싶다. 몸은 주인의 관심과 사랑을 느끼고 싶어 한다.

자연식은 약이 아니다. 자연식은 진통제도 아니고 해열제도 아니다. 아무리 환자들이 먼저 찾고 있다고 해도 자연식은 환자식이 아니고 암 환자들이나 아토피를 앓는 아이들만이 병을 고치기 위해 먹는 식사가 아니다.

잘못된 식생활을 바꾼다는 것은 병이 있건 없건 삶의 기본을 제대로 돌아보겠다는 것이고, 자기 삶의 점검을 통해 새로운 시작을 하겠다는 것이며, 밥상머리에서 만나게 되는 모든 인연들에 대해 감사하겠다는 것이다.

곡식의 씨눈을 먹지 않아 생기는 비타민 $B_1$의 결핍이 생기게 되면 차츰 힘이 없어지고 다리가 후들거려지고 가슴은 불안하고 초조해지고 소화는 안 되고 장은 움직이지 않아 변비가 되어간다.

이 모든 것은 하루아침에 일어나지 않는다. 하루아침에 병이 나지 않는다. 오랜 시간 동안 잘못된 습관에 의해 천천히 질병으로 옮겨간다. 그렇게 차츰 영양의 창고가 바닥이 나고 신체의 기능이 서서히 저하되어 몸도 손을 들어버릴 때 질병이 발생한다.

그런 것을 어떻게 약 한두 알로 치료하려고 할 수 있을까. 약은 몸 안의 증상들을 없애버린다. 이것은 몸 안의 특정한 생리작용을 차단하면서 얻는 결과이다. 몸 안의 생리작용은 반드시 일어날 필요가 있기 때문에 일어나는 것이지, 굳이 필요도 없는 것이 자기를 괴롭히기 위해 일어나는 것은 아니다.

문제는 질병을 두려움으로 보는 것이고 질병을 빨리 없애야 한다고 생각하는 것이다. 몸 안에서는 신체가 적절히 영양물질을 이용하여 제대로 된 생리작용을 발현하고자 하지만, 생리 활동이 원활하지 않은 신체는 어떤 식으로든 그 현상을 커버하려 들거나 효율적인 시스템으로 바꾸려고 할 것이다.

약은 몸 안의 불쾌한 생리작용이라고 판단되는 증상을 억제하여 질병의 진짜 원인을 은폐하지만, 음식 속에 들어 있는 영양은 궁극적으로 몸 안의 모든 생리작용을 돕고자 노력한다. 그것이 곧 치유의 힘이다. 내가 먹은 음식으로 내 몸 안에 꼭 필요한 치료약을 만들어내는 것이다. 체내 합성약이 만들어지는 것이다.

식생활을 바꾸다 보면 아픈 곳이 더 아파지고 더 힘들어지는 경우를 많이 볼 수 있다. 전문용어로 명현반응 또는 호전현상이라고 하는데,

사람들은 이런 현상을 이해하기도 어렵고 견뎌내는 것도 힘들어 한다.

좋아져야 하는데 왜 더 아파진단 말인가. 좋아지기 위해 더 나빠질 수 있다는 것을 이해할 수가 없다. 약물 복용에 익숙하고 자기 몸에 관한 지식이 없고 세심한 관찰을 해오지 않은 사람의 입장에서는 충분히 그럴 수 있는 일이다.

하지만 이해할 수 없는 것은 본인의 생각과 의식의 문제이지 지금 일어나고 있는 일들이 잘못되었거나 틀린 것은 아니다. 이 모두는 사실이며 충분히 그럴 수 있다.

흰쌀밥을 먹다가 현미 잡곡밥으로 바꾸고 나서 힘들어하는 경우도 많이 있다. 흰쌀밥과 흰 밀가루, 흰 설탕 등을 폭식했던 사람들은 혈당의 오르내림이 심하게 일어나는 저혈당증을 앓게 된다. 이런 음식들을 폭식을 하게 되면 몸은 너무 많이 올라가버린 혈당을 처리하기 위해서 인슐린 분비를 증가하게 된다.

또 끼니를 굶었다가 폭식을 하는 습관을 갖고 있거나 섬유질들을 제거한 정제한 음식들을 즐겨 먹게 되면 인슐린이 다른 사람들보다 또는 필요량보다 과잉으로 분비하게 된다.

이런 경우 현미 잡곡밥으로 식사를 바꾸게 되면 서서히 소화 흡수되어 혈당은 서서히 오르는 반면 몸은 아직도 예전처럼 인슐린 분비를 많이 하기 때문에 혈당은 평소보다 더 떨어지고 혈당이 떨어진 만큼 몸은 더 힘들어질 수 있다. 아직 몸이 밥을 바꾸었는지 모르고 있기 때문이다.

내가 밥을 바꾸고 마음을 바꾸고 생활 습관을 바꾼 것을 내 몸이 알려면 시간이 필요하다. 내가 바꾼 모든 것을 몸이 알게 되고 그래서 호르몬의 분비나 자율신경의 조절 등이 새로운 환경에 새롭게 맞추어갈 수 있을 때까지 기다려야 한다.

지방층에는 온갖 다이옥신, 환경호르몬, 중금속 등 오염물질들이 함께 농축되어 있을 가능성이 높다. 체지방률이 높은 사람들은 단식을 하거나 자연식을 하는 경우 체중이 빠짐과 동시에 신체의 반응이 다른 사람들보다 더 격렬해질 수 있다.

몸 안에 노폐물들이 많으면 많을수록 신체의 기능은 회복되기 위한 조건이 갖추어지게 되면서 이를 정화하고 배설하기 위한 노력들을 한층 더 열심히 해내기 때문에 이런 과정들이 더 힘들게 느껴질 수 있는 것이다.

식사를 바꾸고 생활을 바꾸어 몸 안에 불편함이 전보다 더 가중되었다면 '내가 정말 몸을 혹사시켰구나' 하는 생각으로 몸에게 미안해 하고 '몸이 노폐물을 정화하고 새롭게 복구하기 위해 최선을 다해 노력하고 있구나' 하고 아직도 살아 있는 내 몸의 자연 치유력에 찬사를 보내며 격려해주어야 한다.

그 모든 과정을 돕기 위해 '나는 무엇을 해야 하나' 하고 생각하고 또 생각해서 실천할 때이다. 그리고 몸의 변화를 관찰하고 생명의 힘과 자연 치유력을 느끼며 새삼 자연의 품속에 있음에 고개 숙여야 할 때이다.

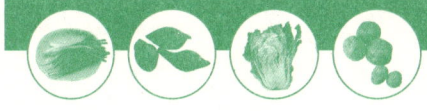

# 밥 한 톨에 온 생명이 숨 쉰다

**한** 톨의 쌀알도 땅과 비와 해와 바람이 없다면 만들어지지 않는다. 온몸을 숙이고 정성을 모아 모를 심고 지루한 장마와 작렬하는 여름 해를 견뎌내고 하늘 신에게 빌며 가을의 풍성한 수확을 고대하는 농심이 없다면 우리는 살아갈 수 없다.

하늘과 땅의 소리 없는 은혜와 숱한 생명체들의 온기와 사람들의 피와 땀과 혼을 담아내는 노고가 없다면 지금 우리의 삶은 존재하지 않는다. 그렇게 만들어진 밥을 먹고 우리는 살아간다.

산다는 것은 생명과 생명과의 관계 맺음이다. 밥은 내 몸에 들어와 내 몸을 만들고 마음의 양분을 준다. 밥이 곧 나다. 밥이 곧 마음이 된다. 내가 지금 먹고 있는 것이 나다. 밥이 없으면 내가 없다. 나는 밥으로 인해 존재하고 밥은 사람을 만나 밥이라고 불리며 의미를 갖는다.

우리는 밥상머리 앞에서 밥 한 톨과 관계를 맺고 서로에게 의미가 된다. 서로에게 서로가 귀한 존재로서 다시 만난다.

밥에는 밥을 마련해준 사람의 기운, 사랑과 정성이 담긴다. 정성 어린 밥 한 그릇에는 하루 필요한 영양소를 채우는 그 이상의 의미가 있다. 정성이 담긴 밥을 먹고 산 사람은 사랑으로 충만하며 행복하다. 그런 사람은 너무 많은 것을 갈구하지 않으며 항상 넘치는 사랑으로 여유롭다. 밥상을 차려주는 사람이 없었다면 지금 나는 없다. 밥을 내가 차려 먹는다고 해도 밥을 차리는 정성의 손길로 마련한 밥상이 아니라면 내가 없다.

밥은 사람과 사람을 진심으로 다시 만나게 해주고 사람과 자연을 다시 소중하게 기억하게 해준다. 사람과 자연의 소중함을 새삼 깨닫게 되는 곳이 밥상머리이다. 그래서 밥상 앞에 우리가 어떤 시간을 보내느냐는 살아가는 데 아주 중요한 문제가 된다.

생태라는 말이 유행하는 요즘 그것의 진정한 의미는 관계의 회복이라는 측면에서 찾아야 할 것이다. 생태라는 말은 자연을 있는 그대로 이해하기 위해 관계를 맺고 살아가는 생물과 그를 둘러싼 외부 환경을 통합적으로 보는 인식이 필요하다는 반성을 계기로 제창된 말이다.

생태는 관계와 변화를 이해하고 균형과 조화를 회복하며 평화와 행복을 유지하는 것이다. 존재의 다양성 속에 서로가 서로로 인해 존재하는 관계의 필연성을 이해하고, 우리의 삶은 순환하는 생명의 흐름 속에 어느 한 순간을 살아가며, 그 순간 또한 무수한 관계 속에 변화하고, 서로 공존하기 위한 균형과 조화의 방식을 찾고, 직관과 통찰의 능력으로 내일을 볼 수 있는 것이다. 이것이 생태의 궁극적 의미요, 생태적 감수성을 키워가는 지표일 것이다.

우리의 삶이 얼마나 생태적인가 하는 것은 얼마나 관계와 변화를 이해하고 있고 균형과 조화를 찾고 있으며 그 삶은 평화로운가 하는 것을 통해 엿볼 수 있다.

사람들이 인생을 살아가면서 가장 중요하게 여기는 것은 참다운 관계의 맺음일 것이다. 결국 사람 때문에 상처 받고, 사람 때문에 슬퍼하고, 사람 때문에 기뻐하고, 사람 때문에 행복해 한다. 사람들은 사람들 간의 원만하고 좋은 관계에 대한 기대와 소망을 가지고 살아가면서도 사람들 간의 관계 때문에 지치고 상처를 받는다.

관계의 본질적인 의미를 생각하지 않고 살아온 결과 우리의 삶은 이제 사람뿐만 아니라 파괴된 자연에 의해서도 상처를 받게 되었다. 관계라고 하는 것은 서로 다른, 다양한 존재를 인정하는 데서부터 비롯된다.

밥은 밥이고 사람은 사람이다. 밥은 밥으로서 가치가 있고 사람은 사람으로서 가치가 있다. 나름의 가치를 인정하는 것은 관계 정립의 시작이다. 사람들은 모두 다르지만 사람마다 나름의 역할이 있고 의미가 있다.

다양한 환경 속에서 자란 사람들이 모두 같을 수는 없다. 그런데 사람들은 다른 사람의 마음도 자기 맘과 같기를 바란다. 남편이 나와 같기를 바라고, 아이가 부모 마음 같기를 바라고, 시어머니가 며느리 마음 같기를 바란다. 하지만 우리는 먹은 것이 다르고 우리의 마음도 다르고 살아온 환경도 다르다. 누구도 누구와 같을 수 없다.

다만 우리는 남편이 있어야 아내가 있듯, 자식이 있어야 부모가 있듯, 시어머니가 있어야 며느리가 있듯 나 자신의 가치와 의미는 바로 상대로 인해 가능할 수 있을 뿐이다.

관계의 잘못된 이해는 균형을 깨고 평화를 잃는다. '남편 때문에, 자식 때문에, 시어머니 때문에, 너 때문에 못 살겠어' 하는 소리는 관계를 자기중심적으로 생각하기 때문에 나오는 것이다. 이것은 관계의 파탄을 의미한다. 우리는 '네가 죽어야만 내가 살 수 있다'는 죽임의 사고와 패권의 사고를 가지고 살아가고 있는 것이다. 하지만 네가 죽어 내가 사는 일은 없다.

서로의 다름을 인정하고 있는 그대로를 받아들이기 위해서 우리에게는 먼저 아름다움을 지켜줄 수 있는 미학적 거리를 인정하는 것이 필요하다. 자연이라고 하는 것은 우리가 함부로 할 수 없는 거리가 있고, 사람과의 관계에서도 서로를 존중할 수 있는 거리가 필요하다는 것을 인정해야 한다.

강렬한 친밀감을 위해서는 어느 정도 거리가 있어야 한다고 한다. 사람과 사람이, 사람과 자연이 관계를 회복하고 균형을 이루려면 함부로 할 수 없는 거리가 필요하고, 사람 사이에 적당한 거리가 존재하면

서로를 객관적으로 볼 수 있는 시야가 확보될 것이다.

희귀한 질병 증가와 인간 소외와 환경 파괴라는 관계의 왜곡이 극에 달한 현대 사회에서 진정한 관계 회복을 위한 출발은 식생활에 대한 관심이다. 사람이 모두 귀해지고 자연의 숨결 하나하나가 모두 고맙게 느껴지는 그 시작을 우리는 밥상머리에서부터 하게 된다.

우리는 밥상머리에서 밥과 나를 통해, 밥상을 차려주신 분과 먹고 있는 나를 통해, 진정한 관계의 회복을 이루고 자유롭고 평화로운 삶을 향해 도약한다.

바른 식생활에는 개인의 가치관과 삶을 바꾸고 진정한 관계의 회복과 변화를 통해 세상을 바꾸는 힘이 있다. 또 바른 식생활에는 생명 치유의 힘이 있고, 상생과 공존을 지향하는 미래를 향한 힘찬 발걸음이 있다.

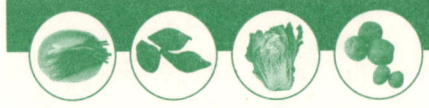

# 바른 식생활은 명상이다

**식**생활을 바꾸어나가는 것은 내 몸과 마음에 관한 관찰이며 명상이다. 그 사람이 먹는 것이 곧 몸을 만들고 마음을 좌우한다. 마음은 물질의 작용이다. 마음은 몸이 있음으로 인해 가능하고 몸이 없어지면 사라진다.

우리가 식생활의 중요성을 알고도 외면하거나 바꾸지 못하는 것은 음식과 몸과 마음에 대한 집착이 끝없는 반면, 자신의 삶에 대한 관찰은 소홀히 하기 때문이다.

지금 내가 먹는 것이 자신의 몸과 마음을 만들고 유지하는 데 있어 중요한 것임을 깨닫지 못하는 것은 우리의 의식이 항상 외부로 향해 있고 현재에 머물러 있지 않은 데서 비롯된다. 우리의 삶은 지금 여기에 머물러 있지 않다.

　우리의 일상은 과거에 대한 집착과 미래에 관한 허황된 생각들로 항상 얼룩져 있다. 과거에 대한 집착을 그리움과 향수라고 말하고 미래에 대한 망상을 꿈과 삶의 목표라고 말한다.

　식생활을 바꾸어나가는 것 또한 다르지 않아서 밥을 먹는 것에는 어린 시절 추억과 즐겁고 때론 불행했던 기억이 맞물려 있어 그 시간들로부터 쉽게 자유로워질 수가 없다.

　전쟁 세대가 이밥에 고깃국을 선호하는 것은 못 먹고 없이 살았던 시절 음식에 대한 지독한 집착이 아직도 머릿속에서 사라지지 않고 있기 때문이다. 또한 우리는 사회가 강요하는 요구와 기준들을 자신의 내면의 요구인 양 착각하고 있다. 식생활에 대한 생각들을 사회적 요구들과 기준들로 가득 채워 예외 없이 허황된 꿈으로 만들어버렸다.

　젊은 세대들은 패밀리 레스토랑에서 스테이크를 썰어 먹고 호텔 뷔페에서 식사를 하며 자신의 삶이 업그레이드된 것처럼 생각한다. 우리가 지금 서양인들처럼 빵과 우유, 고기를 먹는 이유는 서양인들처럼 다리가 길어지고 싶고 서양인들처럼 덩치가 커지고 싶고 서양인들처럼 피부가 하얘지고 싶기 때문인지도 모른다. 가능하지도 않고, 필요하지도 않은 생각들이다. 자연의 이치를 거스르는 미래에 관한 허황된 생각에 불과하다.

　바른 식생활은 우리를 지금 여기, 현재에 머무르게 해준다. 내 몸이 말하고자 하는 메시지에 귀 기울이며, 내 몸을 관찰하고자 하는 오늘

이곳에서, 내 몸이 원하는 먹을거리로 바른 식생활을 시작해보자.

내 목구멍을 타고 넘어가는 곡식과 열매와 채소와 과일들은 대지의 따스한 품과 작열하는 태양 속에 시원한 바람과 촉촉이 젖어 내려오는 한 줄기 비가 만들어낸 작품들이다. 자연이 빚어낸 작품들의 오묘한 맛과 독특한 향과 투박한 질감을 온몸으로 느끼며, 대자연의 숨결 속에 내가 있음을 알 때 우리는 비로소 '살아 있다'는 것을 알 수 있다.

내가 자연 속에 있음을 아는 것은 내가 지금 숲 속에 있어서도 아니고, 내가 지금 꽃과 나무와 마주하고 있어서도 아니다. 매일 맞는 밥상에서도 우리는 자연과 하나가 된다.

우리의 식생활은 아주 짧은 시간 동안에 많은 변화를 겪고 있다. 서양의 경우 식생활의 변화가 100여 년에 걸쳐 일어난 것이라면, 일본은 50~60년 동안에 일어났고, 우리나라는 30~40년 동안에 일어났다.

우리의 식생활이 빠르게 변화하는 이유는 다국적 식품 재벌들에 의한 전 세계적인 식품 획일화 전략에 의한 것이기도 하지만, 전쟁 세대의 음식에 대한 집착과 젊은 세대의 서구 음식에 대한 막연한 동경이 식생활의 변화를 더욱 가속화시켰다.

식생활을 바꾸는 문제는 칼로리와 영양가를 고려하여 건강을 챙기고 질병의 예방과 치료에 도움이 되는 것을 제시하고 실천하는 것 정도로 단순하지 않다. 5대 영양소와 필요한 칼로리를 챙겨 먹는다고 해서 그것이 우리 몸 안에 전부 흡수되고 모두 에너지로 전환된다는 보장도 없다.

식생활은 사회·문화·정치·경제적 요인과 심리적 배경에 의해 영향을 받는다. 먹는 것은 정치적이다. 인간의 삶 전체가 사회·문화적으로 습득되어진다.

내 것이라고 할 만한 것이 없으며 나의 생각이라고 주장할 만한 것도 없다. 나라는 존재와 내가 가지고 있는 생각과 의식들은 내 몸의 유전자에 기록된 역사의 축적이고 주어진 환경의 산물이다.

우리의 식생활에 관한 생각들과 의지 또한 그렇게 형성된 것일 수 있다. 그럼에도 불구하고 사람들은 무조건 자신의 생각과 의지대로 할 수 있고 하면 된다고 생각한다.

먹고 싶은 것을 먹을 수 있는 자유가 우리에게는 없다. 자신이 먹을 것을 모두 농사짓지 않는 한 우리는 시장에 나와 있는 식품만을 먹을 수 있으며, 식당 아줌마가 해주는 밥만을 먹을 수 있고, 아이들의 식사도 엄마의 장바구니로부터 자유롭지 않다. 또 하늘이 돕지 않으면 한 해 농사를 망칠 수도 있다.

먹고 마시는 것을 완전히 개인의 취향과 기호에 따라 선택할 수 있다고 생각하는 것은 완전한 착각이다. 착각은 자신의 편향된 생각만을 고집 부리게 하여 또 다른 집착과 욕심을 낳는다. 바른 식생활을 통해 질병을 예방하고 건강을 구하고자 하는 노력을 공허한 메아리로 만들어버린다.

사람들은 먹는 것을 앞에 두고 마음이 중요하다는 말을 한다. 먹고 싶지 않은 것을 억지로 스트레스를 받아가며 먹는 것이 오히려 해롭다는 것이다.

하지만 가슴 아프고 안타까운 일은 지금 내가 먹고 싶은 것과 내가 먹고 싶은 것을 골라 먹는 것이 자신의 생각과 의지와는 상관없이 일어나고 있다는 사실이다.

부모로부터 배워왔거나 언론과 방송 매체를 통해, 사회적인 경험과 주입된 정보에 의해 반복을 거쳐 세뇌당한 것인데, 현란한 유혹과 변질된 입맛에 길들여져 먹는 것을 내가 생각하고 내가 판단해서 나의 의지대로 먹는 것이라고 착각하고 있다는 것이다.

아이들은 부모가 먹을 수 있고 요리할 수 있는 음식의 종류와 양 안에서 성장한다. 연일 방송과 언론은 우유를 먹어야 아이들은 키가 크고 어른들은 골다공증을 예방할 수 있다고 말하며 소화도 잘 되지 않는 우유를 많이 마실수록 좋다고 권장하고 있다.

서양인들은 그들의 골격이 육류와 우유, 밀가루 중심의 식사에서 비롯되었다고 말하고 있으며, 우리는 그것을 사실로 믿으면서 그것들을 먹지 않고는 살아갈 수 없을 것 같은 착각을 한다.

내 몸이 설탕과 같이 단 음식을 원하고 고기를 원하고 커피와 담배를 찾는 것은 그런 것들을 진정으로 원해서라기보다는 신체가 그만큼 생존의 위협을 받고 스트레스 상태에 빠져 있음을 의미한다.

기호 식품의 중독이 무심코 반복되는 습관의 문제일 수도 있지만 강력한 생리적 욕구에 의해 일어나기도 한다. 그럼에도 불구하고 모두를 인간의 의지와 인내로 해결하려고 하다 보니까 사람들은 무언가를 바꾸는 것을 두려워하게 되고 힘들고 어렵게만 느끼는 것이다.

음식에 대한 기호는 우리의 생각과 의지에 의한 것만이 아니라 사회적인 것, 문화적인 것, 정치적인 것과 연관되어 있다. 먹는 것은 삶이고 구체적인 현실이다. 음식과 식생활의 개선은 의지와 인내에 의해 가능한 것도 아니고 개인적 차원에서만 기대하거나 호소할 수 있는 것도 아니다.

식생활의 변화는 자신의 삶을 객관화하려는 노력과 자연의 이치에 순응하는 순리적 삶을 이해하는 것에서부터 시작한다. 마음이 좀 가라앉고 편안해져서 자기 자신에 대한 관찰이 수월해지면 식생활을 바꾸는 일이 그리 어렵지만은 않을 것이다. 그래서 느리게 사는 일은 마음이 고요해지고 자기 관찰의 시간을 더 많이 만들어내기 위해 필요한 일이기도 하다.

모든 일들이 나의 생각과 의지에 의해서 비롯되었다는 착각은 굉장한 고통을 수반한다. 알고도 실천하지 못하는 것은, 자신의 의지대로 하고 있다고 믿는다는 것은, 돈이나 조건만 되면 뭐든지 할 수 있다고 생각하는 것은 그 자체로 괴롭고 고통스런 일이다.

현재 나에게 일어나는 일들은, 그리고 내가 먹고 싶어 하는 음식과 이렇게 음식을 먹어야 한다는 생각들은 나의 의지에 의해서만 가능한 것이 아니다. 이미 과거의 에너지들, 부모의 생각과 경험, 사회가 가르쳐 준 식문화의 사대적 경향, 그것으로 인해 부와 권력을 잡을 수 있는 식품 회사의 전략들에 의해 결정되는 습관적 에너지들의 결과인 셈이다.

이런 일들은 우리 삶 속에 비일비재하게 일어나지만 우리가 항상 반복되는 일상의 괴로움과 고통으로부터 자유롭지 못하는 것은 나에게 일어나는 일들이 나로 인해 가능했다는 착각과 앞으로의 일들 또한 나의 의지에 의해 가능할 것이라는 환상 때문이다. 우리는 자율적인 존재이기도 하지만 처지와 조건, 환경에 따른 존재이기도 하다.

지혜를 얻는다는 것은 자연의 순리를 받아들이는 일이다. 식생활을 바꾸어나가는 것은 순리적 삶을 살겠다는 것이고 자신과 현실의 관찰과 자각을 더 많이 하겠다는 것이다.

식생활의 문제를 바로 보는 것이 진리의 깨달음에 관한 문제에서 접근되지 못한다면 우리 모두는 정보의 홍수 속에 지식의 노예가 될 뿐이며 육체적·정신적·영적 건강은 영원히 이룰 수 없는 가치가 되고 말 것이다.

세상은 지금 제대로 된 먹을거리와 몸에 맞는 식사에 대한 고민들을 구체적으로 해가고 있다. 진리에 대한 자각은 지는 해를 보며 달을 보며 별을 보며 자연의 변화를 읽기 시작하는 그 순간부터 비롯되듯, 바른 식생활에 관한 이해와 개선 또한 내 몸과 마음에 관한 끝없는 관찰 없이는 불가능한 일이다.

내가 지금 먹고 있어도 그것이 곧 몸과 마음의 거름이 되는 것이 아니라면 진정한 삶의 의미와 진리 안에 편안하게 머물기 위한 시작이 되지 못한다.

어떤 것을 어떻게 먹느냐 하는 것은 중요한 문제이다. 모든 행위는 깨달음이고 명상 아닌 것이 없다. 몸과 마음의 관찰과 자각을 통해 음식을 먹고 있다는 것은 똑같이 음식을 먹고 있어도 예전의 행위들과 같을 수 없다. 아무리 똑같은 행위를 반복하고 있다고 하더라도 깨달은 상태에서의 행위와 깨닫지 못한 상태에서의 행위는 전혀 다른 차원의 문제가 된다. 우리는 강한 의심과 부정을 통해 강한 긍정을 얻는다.

  몸에 대한 관찰을 놓치지 않는다면 우리 몸이 무엇을 원하며 우리 몸에 맞는 먹을거리가 무엇인지, 언제 어떻게 먹어야 하는지 확연히 드러나는 진실들을 알게 될 것이다. 다만 우리는 내면의 소리에 따르면 된다.

# 6장

## 질병으로 알아보는 우리 가족 건강 체크

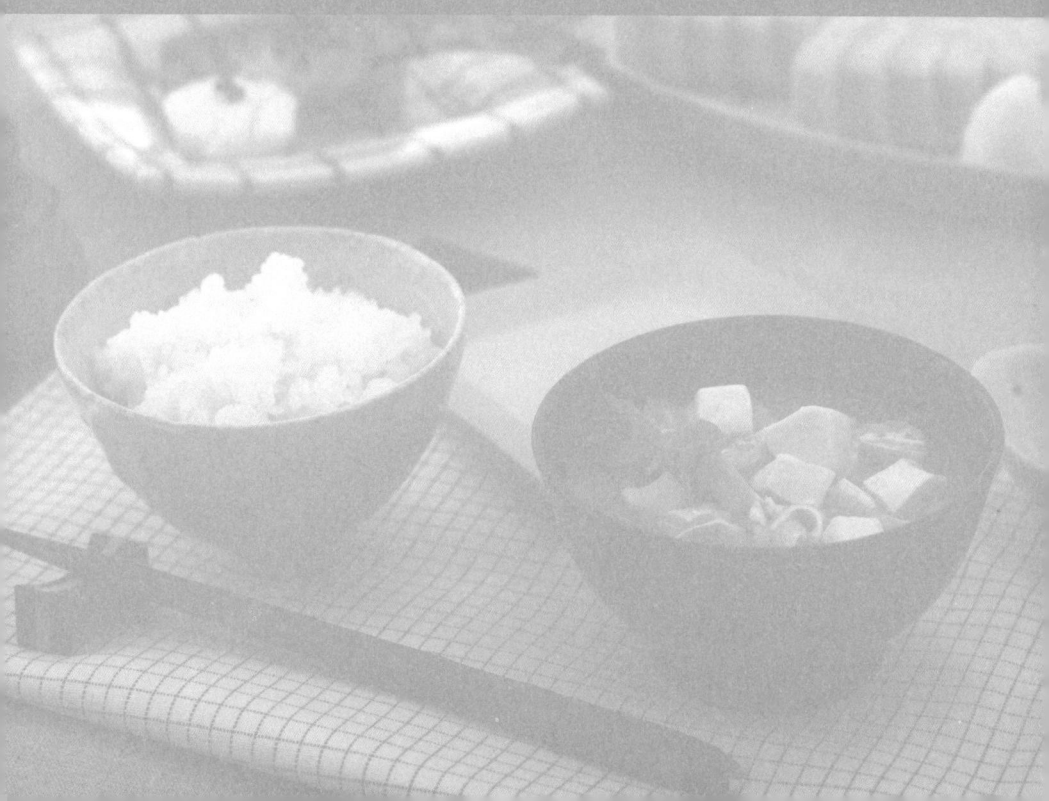

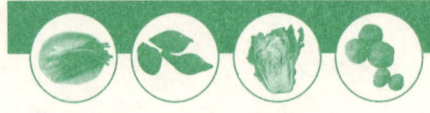

# 먹어도 먹어도 배가 고파요

## 당뇨병

**전**세계적으로 당뇨병 환자는 1억 1천만 명에 이르고, 중국의 당뇨병 환자는 5천만 명, 미국의 당뇨병 환자는 1천5백만 명에 이른다고 한다.

중국의 경우 당뇨병 환자는 20년 동안 5배가 증가한 상태이고 미국의 경우에도 이러한 속도로 증가하다가는 2050년도에 이르러 우리나라의 인구보다 많은 5천만 명이 당뇨병을 앓게 되리라는 예측을 하고 있다.

앞으로 우리나라도 10년 뒤에는 당뇨병 천만 명 시대를 맞이하게 될 것이라고 한다. 적어도 한 집에 한 명씩은 당뇨병을 앓고 있는 환자들이 있게 된다는 것이다. 지금도 주위에 당뇨병을 앓고 있는 사람들을 많이 만날 수 있다.

　그렇다면 전염성 질환도 아닌 질병이 이렇게 급증하는 이유는 무엇일까. 심장 질환과 암에 이어 당뇨병은 현대인의 대표적인 만성 질환으로 급증하고 있는 질병 중에 하나이다.

　현대 의학은 당뇨병을 약과 인슐린 주사로 잘 관리하면 치료할 수 있다고 말하고 있지만, 그렇다고 해서 환자들이 당뇨병성 합병증으로부터 완전히 자유롭지도 않을 뿐더러 당뇨병 환자가 늘어나는 일을 막을 수도 없다.

　병에 걸리고 나서 관리하는 것만으로는 늘어나는 당뇨병을 줄이고 예방할 수 없다. 약에만 의존해서 당뇨병으로 인해 발생할 수 있는 합병증의 위험들을 막을 수 있다는 안일한 생각도 더 이상은 환자의 삶을 위로할 수 없다.

　당뇨병은 인슐린에 대한 저항과 인슐린 결핍에 의해 혈당이 조절되지 않는 질병으로 알려져 있다. 췌장에서 분비되는 인슐린이라는 호르몬은 혈당을 세포 안으로 보내주는 역할을 하게 된다.

　당분을 포함한 혈액 중의 영양 성분은 세포 안으로 들어갔을 때만이 비로소 제 역할을 하게 된다. 음식을 통해 영양 성분을 섭취했다고 해결되는 것도 아니고, 혈당이 올랐다고 배가 고픈 것이 해결되는 것도 아니다. 세포 안까지 혈당을 비롯한 영양 성분이 이동을 했을 때 비로소 영양이 흡수되었다고 말할 수 있다.

　오직 세포 안에서 적절히 영양 성분들이 이용되어야만 신체는 건강하게 제 기능을 유지할 수 있다. 그런데 당뇨병 환자는 세포 안으로 당분이 제대로 들어가지 않기 때문에 항상 배가 고플 수밖에 없다. 당뇨병 환자들이 먹는 유혹에 쉽게 넘어가고 마는 것도 그만큼 배고픈 것을 참기 어렵기 때문이다.

당뇨병의 3대 고전적 증상인 다식(多食), 다음(多飮), 다뇨(多尿)는 결국 몸이 계속 배가 고파 먹게 되고, 몸이 수분을 필요로 하여 물을 마시게 되고, 다른 한편에서는 과잉의 수분을 배설하기 위해 소변의 양과 횟수가 증가한다는 것이다.

혈액 중의 당분은 80mg/dl과 110mg/dl 사이에서 일정한 농도로 유지된다. 식사를 하게 되면 혈당은 올라가게 되는데 정상인의 경우라면 대체로 140mg/dl을 넘지 않게 된다. 하지만 당뇨병 환자들은 공복 혈당도 높을 뿐만 아니라 식후 혈당도 200mg/dl을 넘는다.

혈액 중의 혈당이 갑자기 올라가는 것은 식습관 및 스트레스와 밀접하게 관련되어 있다. 흰쌀밥과 흰 밀가루, 흰 설탕과 같은 빠르게 소화되는 음식을 습관적으로 먹거나 끼니를 굶었다 폭식을 하는 경우를 반복하게 되면 혈당의 흡수는 촉진되어 정상인의 혈중 농도보다 높게 오르게 된다.

140mg/dl 이상 올라간 혈당은 혈액의 점성을 높여 혈액의 순환을 방해하는데 신체는 이를 빠르게 처리하기 위해 췌장의 인슐린의 분비를 증가시킨다. 인슐린의 증가로 혈액 중의 혈당은 빠르게 제거되어 혈당은 70mg/dl 이하로 떨어지게 된다.

사람에 따라 그 이하로 떨어지게 되면 심한 저혈당의 증상을 경험하게 된다. 소화가 빠른 당분과 폭식에 의해 혈액 중의 혈당은 오르내림이 심해지게 되고 혈당의 곡선은 춤을 추게 된다.

저혈당증은 인슐린의 과잉 분비로 인해 오는 증상으로, 혈당의 오르내림을 반복하는 과정 중에 췌장의 기능은 혹사당하게 되고 췌장이 지쳐 나중에는 점차 인슐린을 제대로 만들어내지 못하게 된다. 내가 잘못 먹은 밥, 잘못된 식생활 때문에 신체는 위협을 느끼며 스트레스 상태에 빠지게 된다.

이쯤 되면 당뇨병의 초기 증상이 나타나기 시작한다. 당뇨병은 오랜 시간 동안 잘못된 식사 습관에 의해 진행되고 있었던 것이다. 이 밖에도 당뇨병을 일으키는 원인은 여러 가지가 있겠지만 위와 같은 경우가 가장 일반적이다.

혈액 중의 혈당은 높이 올라갔는데 인슐린이 부족하거나 인슐린에 대한 신체 저항이 있는 상태에서 혈당은 떨어지지 않고 있는 것이 당뇨병의 상태이다.

밥을 먹어 혈당은 올랐지만 인슐린의 부족으로 세포 안으로 들어갈 수 없어 세포는 계속 당의 부족을 느껴 허기짐을 호소하고 에너지를 만들어낼 수 없는 몸은 점차 힘이 빠지게 된다.

먹어도 먹어도 배고픈 환자가 당뇨병 환자이며, 먹어도 먹어도 힘을 못 쓰는 환자가 당뇨병 환자이다. 당뇨병 환자는 신체의 필요에 의해서 먹을 것을 계속해서 찾게 된다.

세포 안으로 들어가지 못한 높은 혈당은 혈액의 상태를 설탕물과 같이 끈적거리게 만들어 혈액의 흐름을 나쁘게 한다. 신체는 이것 또한 위험한 상황임을 인식하고 물을 마셔 혈액의 농도를 희석시켜서 혈액 순환을 원활하게 하여 말초 혈관에 혈액을 보내고자 한다. 이것이 다식(多食)과 다음(多飮)의 증상이다.

그리고 세포 안으로 들어가지 못한 높은 혈당은 혈액 속에 머무는 과정 중에 혈관의 변성을 초래하기 때문에 이를 제거하기 위한 수단으로 소변으로의 배설을 감행하게 되는데, 이것이 당뇨병의 또 다른 증상 중에 하나인 다뇨(多尿)이다.

다식(多食), 다음(多飮), 다뇨(多尿)라는 당뇨병의 3대 증상은 살기 위한 신체의 자구책인 셈이다.

인슐린 저항성에 의한 당뇨병이라는 것은 인슐린의 분비는 많이 되고 있지만 제대로 역할을 수행하지 못해 혈당이 조절되지 못하는 현상을 일컫는 말인데, 세포는 인슐린이 부족했을 때와 마찬가지의 반응을 하게 된다.

인슐린 저항성의 단계는 인슐린 분비가 저하되는 본격적인 당뇨병이 발생하는 전 단계에서 췌장이 인슐린을 많이 만들어내어 인슐린에 대한 감지 능력이 떨어져 발생한다.

당뇨병의 식사요법 중의 핵심은 췌장의 기능을 보존하는 것에 있다. 기능이 저하되어 있는 췌장에 맞추어 식생활을 비롯하여 전반적인 생활을 바꾸어나가는 것이 중요하다.

혈당을 조절하는 약물의 복용은 췌장을 자극하여 인슐린 분비를 증가시킨다. 그러나 지친 췌장의 기능을 더욱 혹사시켜 나중에는 인슐린을 외부에서 투입해야 할 정도로 상황을 악화시킨다.

당뇨병의 약물 치료와 관리라고 하는 것은 근본적이지 않다. 중요한 것은 지친 췌장의 기능에 자신의 식생활과 생활 방식을 맞추어가는 것뿐이다.

'췌장의 인슐린을 만들어내는 능력이 약해졌다면 인슐린의 필요를 줄여주는 것이 가장 중요한 문제다. 혈당이 조금씩 오르면 당연히 인슐린은 많이 분비되지 않아도 된다. 그 과정에서 차츰 췌장의 기능은 회복되어 유지되는 과정을 밟는다.

서양에서 권장되고 있는 당뇨병 환자들의 식사요법은 일일 6식에, 고섬유질 고전분질 식사이다. 하루에 여섯 번의 식사를 하라고 하는 것은 그만큼 조금씩 자주 먹어 혈당을 일정하게 유지하게 하고 췌장의 기능을 무리하지 않게 해야 한다는 의미이다.

또 사람의 소화효소로 소화되지 않는 섬유질이 많은 식사를 하게 되면 전분이 분해되어 혈당으로 흡수되는 과정을 지연시키기 때문에 당분의 흡수 속도를 내 몸이 처리할 수 있는 수준으로 맞추어줄 수 있다.

당뇨병 환자에게 권장되고 있는 칼로리의 제한과 소식을 환자들이 감당하기 어려워하는 데에는 그만한 이유가 있다. 아직도 세포의 허기짐이 해결되지 않았다는 것이고 췌장의 기능이 혹사당하고 있다는 것을 의미한다.

소식은 내 입에서 적은 양을 먹는다고 해서 소식이 되는 것이 아니다. 소장 전체에서 음식이 흘러가면서 천천히 흡수가 이루어질 때 비로소 소식이 가능해진다.

흰쌀밥과 흰 밀가루, 흰 설탕이 들어간 음식을 아무리 양을 줄여 먹는다 해도 소장의 앞부분에서 모두 흡수가 이루어지게 되면 이것은 과식이고 폭식이 되며, 신체는 혈당이 빠르게 올라 인슐린의 부족 상태를 다시 경험하게 된다.

현대인들이 산업의 발달과 함께 곡식을 도정하고 정제해서 먹은 이후부터 당뇨병은 급속도로 증가되었다. 우리나라의 경우 1950년대만 해도 당뇨병 환자를 찾아볼 수 없었다. 이는 서구적 식생활로의 빠른 변화가 그만큼 많은 만성 질환을 낳는 결과를 초래하고 있다는 것을 시사한다.

당분의 흡수를 조절하는 데 필요한 섬유질을 충분히 섭취하려면 통곡식, 현미 잡곡밥을 먹는 것이 중요하다. 아무리 채소와 과일과 해조류에 섬유질이 있다고 해도 밥을 바꾸어 섭취할 수 있는 양에는 미치지 못한다.

천천히 소화되는 거친 음식은 영양의 흡수 속도를 내 몸이 처리할 수 있는 수준으로 조절한다. 뿐만 아니라 도정과 정제 가공을 하지 않아 손실되지 않은 비타민과 미네랄을 비롯한 영양물질들은 신체의 기능을 활발히 유지하는 데 절대적인 역할을 한다.

혈당이 일정하게 유지되지 않으면 단백질, 지방을 비롯한 영양 대사의 교란이 일어나고 호르몬 분비의 교란이나 자율신경계의 불균형을 야기한다. 거친 통곡의 식사로 돌아가는 것만이 신체의 기능을 회복하는 첫걸음이라고 할 수 있다.

현미와 현미 찹쌀, 차조, 차수수, 통보리, 율무, 콩, 팥과 같은 자연 상태의 통곡의 식사를 하며 규칙적인 식사 간격을 유지하게 되면 혈당은 일정하게 유지되기 시작하고, 지친 췌장은 더 이상 혹사당하지 않게 되어 그 이상의 합병증으로 발전하는 것을 막을 수 있다.

밥을 바꾸는 일은 중요하며 규칙적인 식사 간격을 지키는 일 또한 당뇨병 환자에게는 아주 중요한 일이다. 빵과 밀가루 음식, 설탕이 들어간 음식들과 청량음료 등의 섭취를 줄이고 통곡을 주식으로 하는 식생활로 바꾸어가는 것은 당뇨병 천만 명 시대를 예측하는 우리에게 있어 당뇨병과 많은 만성 질환들을 예방하기 위한 근본적인 대책이라 할 수 있다.

인슐린의 활성을 돕는 GTF-크롬이라는 영양소는 당뇨병 환자의 혈당 조절에 많은 도움을 주는 영양물질로서, 건강한 사람의 경우 간과 장에서 합성된다.

당 대사와 관련하여 충분한 양이 필요한 비타민 B군을 섭취하는 것 또한 나쁘지 않으며, 높은 혈당에 의한 혈관의 변성과 합병증을 막아주는 데 도움이 되는 비타민 C를 비롯하여 항산화 영양소가 풍부히 들어 있는 식품과 영양 보충제를 섭취하는 것도 당뇨병을 치료하는 데 도움을 준다.

하지만 식생활을 비롯한 자신의 생활 습관의 변화 없이 건강식품이나 영양 보충제의 섭취만으로 당뇨병 환자들의 상태가 호전될 수 없는 이유는 당뇨병 치료와 관리에 있어 가장 중요한 것이 혈당을 일정하게 유지하는 것이기 때문이다.

혈당 유지와 관련해서는 어떤 밥을 어떻게 먹느냐 하는 것에 전적으로 달려 있다. 아무리 훌륭한 의사라 해도 환자에게 밥을 먹여줄 수는 없다.

또한 운동은 인슐린의 도움 없이 근육에서 당분의 이용을 돕기 때문에 당뇨병 환자들이 규칙적인 운동을 무리하지 않을 정도로 꾸준히 하는 것도 중요하다.

당뇨병 환자의 혈당은 항상 일정하지 않다. 음식에 따라서, 기분에 따라서, 운동량과 활동량에 따라서 그때그때마다 다르다. 혈당이 일정하지 않다는 것은 사람의 심리적 감정 상태도 일정하지 않다는 것을 의미한다. 당뇨병 환자들이 있는 집은 '폭풍 전야'와 같다고 하는 것도 이러한 이유 때문이다.

당뇨병 환자들의 감정 상태와 기분은 자신도 모르게 언제 터질지 모르는 활화산에 비유되기도 한다. 혈당이 안정된다면 심리적으로 안정되며 가족 간에 서로 상처 줄 일도 없어지게 된다.

당뇨병 환자들의 감정의 기복 때문에 가족 모두가 상처 받고 힘들어하는 이런 불행한 상황이 식생활과 삶의 생활 습관들을 바꾸어 극복될 수 있다는 것은 다행스런 일이다. 밥은 우리 모두의 삶을 편안하게 안

내해준다.

  현미 잡곡밥과 채식 위주의 식사를 하는 것이 당뇨병 환자에게 국한된 일은 아니지만 당뇨병 환자에게 있어 식생활의 개선은 새로운 세상으로의 안내자 역할을 충분히 해낼 것이다. 누구나 밥을 통해 건강해지고, 밥을 통해 마음 편안해지는 그날을 고대한다.

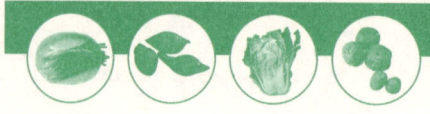

# 가렵고 콧물 나고 숨이 차요

_ 알레르기

**많**은 사람들이 잘 낫지 않는 가려움증과 피부 질환을 앓기도 하고, 조금만 추워도 콧물을 흘리거나 재채기를 반복적으로 하기도 하고, 숨이 차거나 가슴의 통증을 호소하기도 한다. 이 밖에도 사람들은 이유 없는 만성 두통과 소화불량에 시달리기도 하고 갑자기 무력감에 빠지기도 한다.

위와 같은 증상의 원인과 근본적 치료 방법이 제대로 밝혀지지 않아서 단순히 증상만을 억제하는 항히스타민제, 스테로이드 호르몬제, 두통약과 감기약 등으로 고통스런 순간만을 모면하고 있다.

21세기를 '알레르기의 홍수 시대'라고 한다. 우리 주위에서도 알레르기 비염이나 천식, 아토피성 피부염 등을 앓고 있는 사람들을 쉽게 볼 수 있다.

특히 아이들은 일본의 경우 10명 중에 7~8명이 아토피성 피부염을 앓고 있고, 우리나라의 경우 10명 중에 3~4명이 앓고 있다고 한다. 일본이 우리의 식생활보다 20년 앞서 서구화된 경험을 보면 우리도 조만간에 일본의 발병률에 이르게 될 것으로 예상된다.

알레르기 비염과 천식은 증상의 정도에 따라 생활의 불편함을 주는 정도가 아주 다양하지만, 아토피성 피부염을 앓는 아이를 둔 가정은 이것저것 가려야 할 것도 많은 형편이기 때문에 식구 모두가 어려움을 겪고 있다.

식품의 오염과 환경의 파괴에서 비롯된 질병이라는 것이 질병을 앓고 있는 사람만 힘들게 하는 것이 아니라 온 가족의 고통과 불행으로 확대된다.

또 알레르기 질환이라고 하는 것이 경계가 없어 아토피가 조금 덜해지면 비염이 생기기도 하고, 비염이 좀 덜해지면 천식이 생기기도 한다. 질병이 일어나는 장소와 증상만을 달리할 뿐 비염이나 천식이나 피부염이나 모두 면역 기능이 저하되어 발생하는 것이라는 측면에서 보았을 때 크게 다르지 않은 질병임을 알 수 있다.

면역이란 내 몸과 내 몸 아닌 것을 구분하는 능력을 말한다. 외부의 세균과 바이러스와 같은 이물질의 침입에 대해 신체가 식균 세포를 동원하여 직접 제거하거나 면역 세포가 항체라는 미사일을 만들어 적의 공격에 대처하는 과정을 말한다.

건강한 사람의 면역이라 함은 항원의 침입에 적절한 항체를 만들어 결합하고 항원의 작용을 무력화시키는 과정이 적절히 잘 일어나고 있는 것이라고 할 수 있다.

'알레르기(allergy)' 란 외부의 적이 우리 몸에 침입했을 때 이들로부터 몸을 방어하기 위한 수단의 하나로 작동하는 면역 체계가 과도하게 자극된 상태로 지나친 면역 반응을 일으키는 것, 과민한 면역 반응 현상을 말한다. 항체라고 하는 미사일을 적군의 수보다 너무 많이 만들어 내가 만들어낸 미사일이 오히려 내 몸을 파괴하는 것을 의미한다.

우리 몸은 내 몸인 것과 내 몸이 아닌 것, 함께 공생하지 않았던 미생물들을 정확하게 구별하는 능력이 있어서 낯선 세균이나 바이러스, 곰팡이 등이 침입하면 이들을 한 치의 오차도 없이 무력한 상태로 만들어 인체를 방어하게 되는데, 이 과정은 아주 정교하게 일어난다. 그것은 가히 자연의 섭리라 할 만하다.

면역 세포에는 균을 잡아먹는 식균 세포, 직접 죽이는 살세포, 항원의 침입을 알려주고 항체 생성을 조정하는 T 임파구, 항체를 직접 생성하는 B 임파구들로 이루어져 상호 협조 체계를 갖추게 된다.

면역 세포들이 자기 역할을 충실히 해내며 면역 세포들 간의 협조와 조정이 잘 일어나는 상태를 '면역 기능이 좋다'고 말한다. 이와 반대로 면역 세포들 간의 상호 협조 체계가 깨져 면역 기능이 약해진 상태를 '알레르기' 라고 한다.

항체의 생성을 자극하는 T 임파구가 항체의 생성을 제대로 조절하지 못하거나, 항체를 만들어내는 B 임파구가 과민해져서 필요 이상으로 항체를 만들어내는 것에서 알레르기 질환이 시작된다.

지나치게 많이 생산된 항체는 오히려 자기 몸을 공격하게 되는데 공격을 당하는 부위에 따라 천식이 되기도 하고, 비염이 되기도 하고, 피부염이 되기도 한다.

과잉 생산된 항체가 비만 세포에 붙게 되면 다음에 같은 항원에 노출되었을 때 항원과 비만 세포의 항체는 결합하게 되고 비만 세포에서는 히스타민을 분비하게 된다. 히스타민으로 인해 혈관이 확장되어 발적이 일어나고 가려움증과 통증, 부종 등이 일어나게 된다.

손쉽게 먹고 있는 항히스타민제라고 하는 것은 비만 세포가 히스타민을 분비하지 못하게 하는 것이기 때문에 결국 약을 먹지 않게 되면 증상은 그대로 반복되는 것이다.

사람들마다 비만 세포가 분포되어 있는 곳이 다르기 때문에 같은 알레르기 질환임에도 불구하고 어떤 사람들은 피부에 일어나고, 어떤 사람은 호흡기에 일어나 비염이나 천식으로 고생을 하기도 한다.

이 과정에서 세포가 더 많은 공격을 받게 되면 세포의 손상이 일어나고 세포가 탈락되는데 이때 떨어져 나온 자신의 세포를 이물질의 침입으로 파악하여 또다시 항체의 생성을 자극하게 된다. 내가 만든 항체에 의해 오히려 내 몸이 파괴되는 현상이 반복되는 것이 '자가 면역 질환'이다.

자가 면역 질환은 알레르기 질환이 더 발전된 형태라고도 할 수 있다. 악순환은 거듭되고 증상은 발작적으로 일어나 한 번 증상이 생기면 반복, 지속되게 되는 과정에서 영양은 소모되고 신체는 더욱 탈진하게 된다.

그렇다면 왜 면역 체계에 이상이 생기게 되었을까.

현대인은 식품의 변화와 환경의 파괴에 따라 많은 화학물질에 노출되어 살아가게 되었다. 엄청난 수의 항원에 노출되어 있는 것이다. 항원으로 인식된 화학물질들에 대항해서 싸워야 하는 신체의 면역 기능은 교란되거나 서서히 저하되게 된다.

편리만을 추구해왔던 인간의 삶과 주변 환경의 급속한 변화에 따라 제대로 된 음식, 몸에 맞는 음식을 먹지 않고 있다. 사회적으로 변질된 입맛에 압도되어 식사를 하거나 우리 몸을 배려하지 않는 잘못된 식사 습관에서 알레르기 질환 증가의 원인을 찾을 수밖에 없는 것은 항원의 신체 내 유입이 음식물을 통해 가장 많이 일어나기 때문이다.

현대인의 삶은 식품의 변화와 환경의 파괴로 인해 너무 많은 화학물질에 노출되어 있다. 가공식품에 들어가는 색소와 향료, 방부제와 같은 화학물질들은 인간의 생명활동을 유지하는 데 하등에 필요가 없는 것들이다.

적절하게 사용되지 않고 있는 약물과 농약과 화학비료, 유전자 조작 식품들 또한 우리 몸은 이물질로 인식하여 해독되는 과정 중에서 영양을 소모하고 신체의 세포를 공격하기도 하고 면역 세포를 혹사시키기도 한다.

우리는 수천 년 동안 조상들이 먹어왔던 음식과는 완전히 다른, 너무나 낯선 음식들에 노출되어 있고, 너무나 많은 화학물질들을 처리하며 살아가야 한다. 알레르기 치료에 있어 불필요한 화학물질을 제거하는 것은 아주 중요한 일이다. 불필요한 약물의 복용은 삼가고 농약과 화학비료로부터 좀 더 안전한 식사를 하며 가공식품의 횟수를 줄여 화학물질의 섭취를 줄여가야 한다.

또한 적게 먹고 적게 쓰고 다시 쓰고 아껴 쓰며 새로운 첨단 화학물질들의 노출로부터 우리의 삶을 지켜가야 한다. 실내 환기도 자주 하고 친환경 제품들을 사용하며 면역 기능도 지키고 생활환경, 나아가서 자연환경까지도 이로울 수 있는 삶의 방식을 택해야 한다.

현대인의 고기와 우유, 달걀과 밀가루 식품 중심의 서구적 식생활은 알레르기 질환의 근본적인 문제를 제기하고 있다. 곡류와 채식 위주의 식사를 해왔던 동양인들의 위는 서양인들보다 덜 발달되어 단백질을 소화시키는 데 필요한 충분한 양의 위산을 만들어내지 못한다.

위산의 분비가 적은 동양인들이 단백질을 너무 많이 먹게 되면 완전히 소화, 분해시키지 못한다. 이 과정에서 덜 분해된 단백질은 몸 안에 흡수되어 이물질로 인식된다. 지나친 단백질의 섭취는 소화기뿐만 아니라 면역 기능 전체를 괴롭히는 결과를 초래하게 만든다.

현대인이 맹신하고 있는 '단백질이 키를 크게 하고 덩치를 커지게 한다'는 단백질에 대한 환상만큼 우리 몸은 많은 양의 단백질을 필요로 하지 않는다. 살을 만들고, 뼈를 만들고, 머리카락을 만들고, 손·발톱을 만들고, 호르몬과 신경전달물질을 만들고, 항체를 만드는 데 중요한 역할을 하는 단백질은 쉽게 결핍되지 않는다.

우리 몸은 단백질을 재회수해서 활용하기 때문에 정상적인 생활 습관을 가지고 살아가는 사람들에게 필요한 단백질의 양은 현대 영양학에서 이야기하는 양의 반에도 미치지 못한다. 오히려 단백질의 과잉 섭취는 낡은 세포의 교체를 저해하는 결과를 초래한다.

알레르기 질환을 앓고 있는 환자들은 고기와 우유, 달걀, 밀가루의 섭취 유무로 음식 테스트를 통해 결정할 것이 아니라 세포의 복구와 면역 기능의 회복을 위해 모두 삼가야 한다.

알레르기 질환을 악화시키는 또 다른 원인 중에 하나는 달고 부드러운 음식을 즐기고, 씹지 않고 빨리 먹는 식사 습관에 있다.

설탕 100g을 먹는 아이들에게서 면역 세포가 5시간 동안 꼼짝하지 않았다는 보고가 있다. 최근 가정에서는 설탕에 대한 피해가 널리 알려져 있기 때문에 사용을 줄이고 있지만 우리 주변 곳곳에는 너무 많은 식품들 속에 보이지 않는 설탕이 숨겨져 있다.

빵을 만드는 데에는 20~30% 이상의 설탕이 들어가는데, 200g짜리 생크림 케이크 한 조각을 먹을 경우 60g 정도의 설탕을 먹는 셈이다. 아이스크림에는 23%, 콜라에는 13%, 케첩에는 27%, 아이들의 이유식에는 24%의 설탕이 들어간다. 과자와 케이크, 청량음료와 요구르트 음료 등 모든 가공식품에 대량의 설탕이 숨어 있다. 보이지 않는 설탕까지도 줄여가는 식생활을 하지 않는다면 면역 기능을 회복하기 어렵게 된다.

또한 흰쌀밥과 흰 밀가루 음식, 흰 설탕이 들어간 부드러운 음식들은 잘 씹지 않게 되는데, 씹지 않고 삼킨 음식들은 소화기의 부담을 주게 되고 완전히 소화되지 않고 장으로 밀려난 노폐물들은 장내 생태계를 나쁘게 하고 유해 물질을 만들어낸다.

그뿐만 아니라 장 점막에 손상이 있어 덜 소화된 음식들이 혈액 안으로 흡수되는 일이 생기면 면역 세포가 이를 처리해야 하는 수고를 해야 한다.

아토피를 비롯하여 알레르기 환자들에게서 일반적으로 보이는 아연 결핍 현상은 여러 가지 추정들을 가능하게 한다. 아연이라고 하는 미량 미네랄은 학습 능력, 면역 기능, 성 기능, 혈당 조절 기능, 피부 건강 기능, 호흡기와 모든 점막 기능을 유지하는 데 아주 중요하다.

아연은 인류가 음식을 도정하고 정제하고 가공하면서부터 급속도로 결핍된 영양 성분 중에 하나다.

그러나 미네랄이 음식 중에 있다고 해서 우리 몸이 전부를 흡수하는 것은 아니다. 미네랄의 흡수는 필요에 따라 결정된다. 여성호르몬의 합성에 필요한 구리라는 미네랄의 흡수가 촉진되면 오히려 아연 결핍을 일으키게 된다. 여자들에게 있어 여성호르몬의 수치가 증가하는 것은 착한 여자 콤플렉스에 비견하는 여성적 삶에 대한 갈망과 다양한 욕구의 억제 시에 나타나는 일반적인 경향이다.

아이 잘 키우고, 요리 잘하고, 살림 잘하고, 남편 내조 잘하는 자신의 모습을 꿈꾸며 현실에 만족하지 못하는 엄마들의 불만과 걱정, 불안과 초조, 긴장과 두려움의 감정들은 신체의 만성적 긴장을 일으킨다. 긴장은 호르몬 분비와 신경계를 자극하여 신체의 자율적인 기능을 뒤흔들어놓고 면역 기능을 떨어뜨린다.

엄마의 영양 불균형은 자신만의 문제로 끝나지 않고, 아이들의 건강 수준을 좌우하게 된다. 엄마의 불안과 긴장은 아이에게 전달되며, 임신 중의 심리적 불안정과 잘못된 식생활로 인한 영양의 불균형은 아이의 영양 상태를 완전히 바꾸어놓게 된다.

아토피를 비롯하여 알레르기 환자들에게 있어서도 반드시 심리적 안정감을 찾기 위한 시간을 갖는 것은 중요하다. 알레르기는 갑작스런 정신적 스트레스에서 발작적으로 일어나기도 하지만, 개인의 가치관과 성격과 관련하여 만성적인 경향으로 나타나기도 한다.

알레르기 질환이라고 하는 것은 환경의 오염과 식생활의 변화에 따라 대량의 화학물질에 노출됨과 동시에 빵과 고기라는 서구적 식생활의 범람과 잘못된 식사 습관, 정신적 압박감과 심리적 긴장 등에서 비롯되는 총체적인 면역 기능의 저하 상태라고 할 수 있다.

보다 더 안전하고 전통적인 제대로 된 먹을거리와 우리 몸에 맞는 먹을거리들로 식탁을 차리고, 심리적 안정을 꾀할 수 있도록 삶의 가치관과 방식을 바꾸며, 좀 더 자연 친화적인 삶을 살고자 했을 때 근본적으로 치료되지 않고 있는 알레르기 질환들에 대해 치유의 희망이 있다 하겠다.

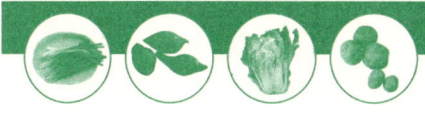

# 칼슘제와 우유의 치장을 벗어던져라

_골다공증

인생의 가을이라고 하는 갱년기는 늙어감을 확인하고 인생을 체념하는 시간이 아니다. 하지만 여성들은 생리가 오락가락하면서, 남성들은 성 기능의 저하를 경험하면서 삶의 공허함과 무력감에 빠지고 심지어는 갱년기 우울증을 앓기도 한다.

삶의 반전을 위해 무언가 새로운 자극을 원하면서 마냥 무언가를 찾지만, 현실에 뿌리내리지 못한 갈망들이 이루어지기는 쉽지 않다. 인생의 가을을 맞는 많은 사람들이 자신의 현실을 수용하고 직시하지 않는다.

우리 몸은 아침저녁으로 다르며, 계절마다 다르다. 우리 몸의 생체시계는 자연의 시계에 맞추어져 있다. 아침에는 깨어나고 저녁에는 이완하며, 봄에는 긴 겨울의 움츠림에서 깨어나서 활동하고 가을에는 물질의 소모를 줄이며 긴 겨울의 휴식을 준비한다.

인생도 마찬가지이다. 화려한 젊은 날은 신체가 왕성히 일하지만 나이를 먹음에 따라 신체는 몸을 가볍게 하여 물질의 소모를 줄이는 가을을 지나 인생의 마지막 행로인 겨울을 맞이하려 준비한다.

가을이 되면 나무들은 일조량과 수분이 적어지는 겨울을 맞을 준비를 하며 잎사귀를 떨어뜨리고 형형색색의 나뭇잎들은 제몫을 다한 듯 스산한 가을 길목의 낙엽이 되어 뒹군다. 낙엽은 또 어떤 생명체의 거름이 되고 밥이 된다.

나무들도 계절의 변화와 함께하는데 요즘 사람들은 나이듦과 늙어감이 서러워 낙엽을 떨구며 겨울나기를 준비해야 하는 일들을 애써 외면하려 한다.

나이가 들수록 몸을 가볍게 추스르기 위해 뼈에서 일정량의 칼슘이 빠져나가는 것은 어쩌면 당연한 일인지도 모른다. 언젠가부터 우리 사회는 나이가 들어 골밀도가 줄어드는 일이 자연스런 노화의 과정으로서가 아니라 질병처럼 인식되었고, 이것은 당연히 의과적 치료와 관리를 받아야 하는 것처럼 되어버렸다.

골다공증은 애초부터 없었던 병이다. 의학의 발달이 골다공증의 진단을 가능케 했다고는 하지만 나이가 들어감에 따라 골밀도가 어떻게 변화했는지에 대한 정상적인 수준의 검토는 역사적으로도, 인류학적으로도 없었다.

어느 날부터 사람들은 나이가 들어감이 서러워지고 무서워졌다. 보상이라도 받고 싶은 심정은 정기적인 골밀도 검사와 폐경 이후 여성호르몬제의 복용, 여기에 따른 유방암과 자궁암의 정기적인 검진, 설사와 복통으로 고생을 하여도 다량의 우유 섭취 등으로 이어졌다.

그렇다고 여성들의 건강이 회복되고 여성의 삶이 더 나아진 것도 아니다. 약물의 발달과 의료의 혜택이 갱년기 여성들의 심리적 안정을 도모하기보다는 오히려 더 많은 불안증을 야기하며 폐경을 하나의 질병으로 인식하게 되는 계기를 만들어버렸다.

미국 식품의약국은 "호르몬 대체 요법에 쓰이는 에스트로겐과 프로게스테론이 심근경색을 비롯한 심장병, 뇌졸중, 유방암, 폐색전증, 정맥 내 혈전 등을 일으킬 위험이 있다"는 강력한 경고문을 의무적으로 부착하도록 지시했다고 한다.

또한 미국 예방서비스 특별업무팀은 호르몬 대체 요법을 폐경 여성의 심장 질환, 골다공증 또는 기타 질환을 예방하기 위해 사용해선 안 된다고 권고했다.

그럼에도 불구하고 우리나라 여성의 상당수가 호르몬 대체 요법을 쉽게 하고 있으며, 호르몬 대체 요법의 위험성은 권고되지 않고 있다.

세계적으로 육류와 우유를 가장 많이 소비하는 나라에서 골다공증과 골절의 발생률이 가장 높은 것은 우연한 일이 아니다. 뼈는 칼슘만으로 되어 있지 않다. 더구나 특정 영양 성분을 특정 식품으로 모두 섭취하겠다는 것은 아주 위험한 발상이다. 특정 성분이 많다는 것은 약이 될 수도 있지만 독이 될 수도 있는 문제다.

모든 식품은 완전하지 않다. 때문에 식품은 다양하게 섭취하여 식품의 단점을 서로 보완하게 되어 있다. 만약 칼슘과 같이 특정 영양소에 대량으로 노출된다면 또 다른 영양소의 흡수는 상대적으로 덜 일어나게 될 것이고, 다른 영양소의 결핍에 의한 문제가 다시 일어날 수 있다. 영양소들은 서로 경쟁적으로 흡수된다.

여성호르몬제가 골다공증을 비롯하여 여성들의 많은 질병을 해결할 수 있다는 것은 완전한 착각이다. 호르몬이라고 하는 것은 몸의 필요에 따라, 몸의 변화에 따라, 상황에 따라 적절하게 혈액 중에 분비되었다가 없어져야 하는 생리 조절 물질이다.

여성호르몬은 뼈에서 칼슘의 지나친 이탈을 막아주는 역할을 하지만 다른 호르몬들과의 균형에 의해서 분비량이 조절된다.

뼈에서 칼슘이 빠져나오고 있다면 나올 만한 절박한 이유가 있는 것이다. 뼈와 치아의 칼슘을 유지하는 것보다 혈액 중의 칼슘 농도를 유지하는 것이 더 중요하기 때문이다. 혈액의 칼슘이라고 하는 것은 뼈의 칼슘보다 생명과 직결되는 중요한 문제다.

설령 뼈 하나만을 생각하고 여성호르몬제를 먹어 뼈에서 칼슘이 빠져나오는 것을 막는 데 도움이 되었다 해도, 혈액 중에 칼슘이 부족하게 되면 혈액은 산성화되고 혈관에 콜레스테롤은 침착하여 동맥경화를 일으키고 혈압을 올리고 암세포를 성장케 한다.

문제는 혈액을 산성화시키는 음식들의 섭취와 스트레스에 있다. 뼈에서 칼슘이 빠져나오지 않게 약을 먹어야 하는 것이 우선이 아니다. 자신의 식생활과 마음의 균형을 바로 하려고 하는 것이 먼저다.

육류와 유제품과 설탕과 같은 산성 식품을 많이 먹게 되면 뼈에서 칼슘이 동원되고 스트레스를 받으면 소변으로 칼슘의 배설이 촉진된다. 무엇을 먹어 치료할 것을 생각하기보다 내 몸의 영양을 지킬 수 있는 것들을 더 먼저 생각할 수 있어야 효율적인 것이다.

나이가 들어 자연스럽게 일어나는 노화에 따른 골밀도의 감소라면 이 또한 의료적 처치와 관리의 대상이 아니다. 인간의 모든 신체의 기능은 생명 현상을 유지하기 위한 것이고 자연의 생명 활동 안에서 일어난다는 사실 때문이다. 자연의 생명 작용은 생명력과 치유력을 거스르는 방향으로 전개되지 않는다.

미국의 산부인과 의사이며 심신의학자인 크리스티안 노스럽 박사는 그의 저서 《여성의 몸, 여성의 지혜》에서 "여성은 폐경이 되어도 부신을 비롯한 다른 신체 조직에서 더 많은 양의 여성호르몬이 분비된다"고 말하고 있다. 폐경과 난소에서 분비되는 여성호르몬의 저하에 의해 골다공증과 골절의 위험이 높아질 리는 절대 없을 거라는 것이다.

실제로 채식을 하는 경우 골다공증과 골절의 위험은 현저히 저하되는 것으로 알려져 있다. 혈액 중의 칼슘은 이온 형태로 존재하며 혈액의 산과 알칼리 균형을 조절하게 되는데, 칼슘의 용해율과 관련되어 있는 것이 비타민 K이다.

비타민 K는 뼈의 칼슘 단백질 결합형인 오스테오칼신이라는 단백질을 만드는 데 효소로 작용하게 된다. 비타민 K는 푸른 잎채소에 많이 함유되어 있을 뿐만 아니라 장내 세균에 의해서도 합성된다. 비타민 K는 유아기 시절 출혈을 예방하는 지용성비타민으로만 알려져 있지만, 칼슘의 이용과 뼈 단백질을 합성하는 데 중요한 역할을 한다.

무청을 비롯하여 푸른 잎채소 식품들은 직접적으로 비타민 K의 섭취를 충분히 하게 할 뿐만 아니라 섬유질이 많은 식품들은 장내 환경을 건강하게 하고 장내 유익균의 번식을 도와 비타민 K의 합성을 촉진시킨다.

또한 현재 서양에서는 콩에 들어 있는 이소플라본이라고 하는 항산화 성분이 여성호르몬과 같은 역할을 한다고 하여 콩식품을 권장하고 있다.

전통적으로 콩을 다양한 식품으로 만들어 먹었던 동양인들에게서 갱년기 장애의 증상과 여성 암의 발생은 서양인들에 비해 현저히 적었다.

콩을 갱년기 증상의 개선과 치료를 목적으로 적극적으로 이용하고 싶다면 콩을 불려 삶고 거피하지 않은 채 갈아 만든 두유를 한 잔씩 마시는 방법도 좋다.

도정하고 정제하지 않은 다양한 통곡식과 채식 위주의 식사, 콩과 해조류의 식품을 충분히 먹어가며 견과류, 씨앗류의 식품을 통해 영양의 균형을 찾고 신체의 기능을 회복하기 위해 노력한다면, 폐경기라는 인생의 어느 정점에서 일어나는 일시적인 신체의 변화들이 있다고 한들 마음이 무겁고 힘들지는 않을 것이다.

몸의 병은 마음의 문제이기도 하다. 문제는 증상과 질병 자체가 아니라 그것을 제대로 바라보지 못하는 우리의 의식과 마음에 있다. 사람들은 정신적인 것이든, 물질적인 것이든 갑작스런 변화와 이것을 감지하는 스트레스 반응을 떠나 하루도 살아갈 수 없다. 내 몸과 환경의 변화, 스트레스가 문제가 아니라 그것을 어떻게 바라볼 것인가 하는 문제가 더 중요하다.

자연의 변화를 보면 내 몸의 변화를 알게 되고 삶의 지혜로운 메시지들을 읽을 수 있다. 나무의 가벼운 가을 차림새처럼 인생의 가을이라는 폐경기도 호르몬제와 우유의 치장을 벗어던지고 새삼 가벼운 몸짓을 해야 하지 않을까.

자연의 품속으로 돌아가 자연이 주는 먹을거리를 먹고 자연의 속도에 내 몸을 맞추며 인생의 겨울을 맞이하고자 한다면, 노화와 질병에 대한 온갖 두려움과 우유와 칼슘제와 여성호르몬제의 복용으로 인한 갖가지 부작용과 걱정으로부터 좀 더 자유롭고 편안해질 수 있으리라 본다.

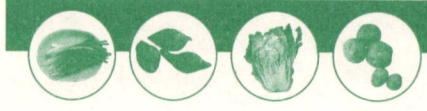

## 내 성질이 못됐다고?

_수족 냉증

**젊**은 아가씨들의 손을 만져 보면 소스라치게 놀랄 정도로 손이 찬 사람이 있다. 심하게는 손만 찬 게 아니라 발이 시려 양말을 신고 다닌다고 고통과 불편함을 호소하기도 한다.

수족 냉증은 일반적으로 여성들이 많이 앓고 있는 증상 중에 하나이다. 사람들은 수족 냉증 역시 몸이 보내는 메시지로 이해하지 않는다.

우리나라 대부분의 여성들은 손발이 차가우면 토코페롤과 같은 혈액순환제를 먹어야 한다든지, 아니면 손발 차가운 데는 한약밖에 없다고들 생각한다.

질병을 치료하는 데 있어 원인을 먼저 찾는 것은 당연한 일이지만 수족 냉증은 예외 없이 치료 방법을 먼저 찾는 대표적인 증상 중에 하나가 되어버렸다.

손발이 차가워지는 데에는 분명한 이유가 있다. 만성적인 스트레스와 긴장이다. 현대 의학이 명확히 밝혀져 있지 않은 질병의 원인을 스트레스나 신경성이라고 말하는 데에는 별 특별한 치료약이 없다는 뜻의 체념적이거나 회의적인 의도를 내포하고 있다.

현대인은 질병의 많은 원인을 스트레스에서 찾는다. 스트레스라고 하면 어쩔 수 없는 것, 피해갈 도리 없는 그 무엇으로 이해하면서 질병 치료에 대한 대책도 특별히 없는 것으로 체념해버리곤 한다. 하지만 스트레스로 인한 질병이라고 해서 대책이 없는 것은 아니다.

우리 몸은 위급한 상황에 놓이게 되면 자동적으로 생존을 위한 시스템을 갖추게 된다. 뒤에서 강도가 쫓아오거나 호랑이가 달려오는 것처럼 위급한 상태를 감지하게 되면 우리 몸은 즉각적으로 스트레스 호르몬을 분비하기 시작한다.

스트레스 호르몬은 몸 안에서 혈당을 올리고 혈압을 올리고 혈액량을 늘리는데, 이때 혈액은 도망가기 위해 가장 많은 일을 하는 신체의 기관으로 몰리게 된다.

위험을 피해 도망을 칠 때 손가락, 발가락을 움직이는 사람은 없을 것이다. 음식을 소화시켜 그것을 사용하려고 하는 사람도 없을 것이다. 또 생존의 위협을 느끼는 상황에서 종족 번식의 욕구가 생기지도 않을 것이다.

스트레스 호르몬은 손가락, 발가락의 혈관을 수축시키고 위장관의 혈관도, 생식기와 자궁의 혈관도 모두 수축시켜 혈액을 모아서 머리와 심장과 팔, 다리 근육으로 보내주게 된다. 머리로 판단하고 심장으로 펌프질을 많이 해서 혈액을 근육으로 보내 힘차게 도망을 치기 위한 비상 시스템을 가동하는 것이다.

사람들은 스트레스를 받을 때 손발이 차가워지거나 부들부들 떨리게 되고 오한을 느끼며 소화가 되지 않는 것을 경험한다. 이런 과정이 장기화되면 머리카락도 빠지게 되고 생리 불순이 생기기도 한다. 이 모든 것은 신체가 살기 위한 생존의 방법을 찾는 과정 중에 일어나는 일시적인 현상들일 뿐이다.

쫓아오던 강도도, 자기를 잡아먹기 위해 달려오던 야생동물도 보이지 않고 '아, 이제 살았구나' 하는 순간 신체는 혈액을 다시 제자리로 보내게 된다. 몰려 있던 혈액은 다시 손가락과 발가락으로, 위장관으로, 자궁으로, 생식기로 보내지게 된다. 그렇다면 현대인의 수족 냉증과 소화기 장애와 불임이나 자궁근종 등 치료되지 않고 있는 이러한 질병들의 치료에 관한 해답도 찾을 수 있을 것이라고 본다.

현대인의 대부분의 만성병들은 냉증에서 비롯된다고 해도 과언이 아니다. 하지만 냉증은 결과이지 원인이 아니다. 잘못 먹고 잘못 마음 쓰게 되면 생기는 원인이 분명한 질병이다.

냉증이라고 하면 손발이 차가워지거나 추위를 많이 타는 것 정도를 생각하지만 콧물이 나거나 감기에 걸리는 것도, 소화 기능이 약해지는 것도, 설사를 하거나 장의 기능이 떨어지는 것도, 암세포가 성장하는 것도 모두 냉증이라고 할 수 있다.

　사람들은 냉증이라고 하는 것을 대수롭지 않게 느끼고 있다가, 다른 증상들이 악화되고 있을 때 병원을 찾거나 몸을 보해주는 한약을 먹어야 한다고 생각한다.

　수족 냉증, 소화불량, 자궁근종, 불임 등은 대부분 스트레스에 의해 발생하는 질병들이다. 신체는 영양의 과잉도, 결핍도 스트레스로 느끼며 마음의 부조화도 스트레스로 여긴다.

　누가 어떤 일로 열을 받게 한다든지, 강도가 쫓아온다든지 하는 위험한 상황에서 몸이 반응하는 것은 일시적이다. 아무리 몸에 나쁜 음식이라고 해도 한두 번 먹는 것은 문제가 되지 않는다.

　하지만 영양의 과잉이 지속되거나, 특정 영양소의 결핍이 계속 해결되지 않고, 마음의 긴장으로 신체가 항상 위기의식을 느끼며 산다면 신체의 기능은 심각하게 저하된다.

　현대인의 병을 '생활 습관병' 이라고 한다. 뭐든지 어쩌다 있을 법한 한두 번의 변화가 문제가 아니라 지속되는 습관이 문제라는 뜻이다.

　습관으로 고착화된다는 것은 이미 중독의 상태를 의미한다. 먹는 것에 대한 중독, 마음 씀씀이나 행동하는 개인의 타입이 중독된 상태처럼 고정되어 좀처럼 쉽게 바뀌지 않게 됨을 말한다.

　젊은이들의 손과 발이 아주 차가운 경우나, 30대 여성들이 만성 위장염으로 고생을 하고 있는 경우나, 불혹의 나이 40대 여성들에게 물혹(자궁근종)의 나이 40대라고 부르는 것들은 모두 먹는 습관과 마음 쓰는 습관, 행동하는 습관이 불러온 질병들이다.

인스턴트, 가공식품같이 텅 빈 칼로리라고 하는 정크 푸드, 쓰레기 식품들과 비타민, 미네랄과 같은 영양소들이 모두 제거된 도정하고 정제한 흰쌀밥과 흰 밀가루, 흰 설탕이 많은 식품들만 즐기게 되면 우리 몸은 타는 영양소라고 하는 비타민, 미네랄의 결핍에 의해 에너지가 만들어지지 않는다.

현대인은 현대판 영양실조증을 앓고 있다고 할 수 있을 정도로 비타민과 미네랄 결핍증을 앓고 있다. 햄버거와 청량음료를 즐기는 젊은 20대들이 손발이 차가워지고 항상 추위를 타고 감기에 자주 걸리고 생리가 불순해지는 것에 원인이 없는 것도, 치료 방법이 없는 것도 아니다.

이것은 에너지의 결핍이고, 뭔가 먹고 있으면서도 제대로 된 식품들을 먹지 않아 효율적인 에너지 생산이 불량한 데서 비롯된 것이다.

정제하고 가공한 음식에 의한 영양의 결핍에도 신체는 스트레스로 느끼지만 칼로리원의 과잉 섭취 또한 신체를 스트레스 상태에 빠지게 한다. 빠르게 소화되는 흰쌀밥과 흰 밀가루, 흰 설탕과 같이 도정하고 정제한 음식을 즐겨 먹거나 끼니를 굶었다가 폭식을 하게 되면 우리 몸은 갑자기 영양의 과잉으로 혈액 중에 당분의 농도가 진해지고 혈류는 느려지게 되는데 이러한 상태 또한 신체는 스트레스로 파악하게 된다.

신체는 혈당이 올라가도 혈당이 떨어져도 모두 스트레스로 판단한다. 누가 나를 열 받게 하지도 않았는데 내 몸에서는 내가 먹은 밥 때문에 이미 스트레스 호르몬을 분비하고 있는 것이다.

정제한 음식을 즐기거나 끼니를 자주 굶고 폭식을 하게 되어 혈당이 많이 올라갔다 너무 많이 내려갔다 하면서 지속적으로 에너지를 만들어낼 수 없게 되면 먹어도 힘은 안 나고 추위에 떨고 체중은 늘어나게 된다.

수족 냉증도, 만성 위염도, 자궁근종도 신체의 부위만 달리할 뿐 세포의 에너지 생산 시스템에 문제가 생겼음을 의미한다.

대체로 손발이 차갑거나 소화가 안 되거나 생식기에 문제가 있는 사람들은 예민한 성격 때문에 식생활을 소홀히 하는 경향도 있지만, 성격과 가치관에서 비롯되는 만성적인 긴장으로 인해 신체의 자율적인 기능이 저하된 상태에서 비롯되기도 한다.

일시적인 스트레스는 그 시간이 지나고 나면 위로, 손발로, 자궁으로 혈액을 다시 보내게 되지만, 만성적인 긴장과 스트레스는 위급한 상황이 눈앞에 없는데도 불구하고 혈액이 손가락, 발가락으로, 위장으로, 자궁으로 돌아갈 생각을 못 하게 해버린다. 혈액을 통해 전신에 영양과 산소가 배달되지 않으면 몸은 에너지를 만들 수 없게 된다.

마음의 긴장과 불안이 생기는 원인은 다름 아닌 마음의 욕심 때문이다. 내 마음대로 되지 않는 현실에 대한 불만과 피해 의식, 누군가에 대한 분노와 증오, 과거에 대한 원망과 후회 등은 만성적인 신체의 긴장을 유발하게 한다.

만성적인 스트레스는 다름 아닌 내재된 감정과 성격, 일을 풀어나가는 습관에 의해 좌우된다. 현실에 대한 만족이 없는 한 끝없는 불만과 욕심은 생기게 되어 있다. 이 문제를 정리하지 않고는 근본적인 몸의 변화는 일어나지 않는다.

질병이라고 하는 것은 욕심의 팽팽한 끈과 같다. 수족 냉증과 위장병, 자궁근종 등은 팽팽한 삶의 긴장을 의미하기도 한다. 팽팽한 마음의 끈을 놓아주지 않는 한 몸의 변화와 질병의 치료는 쉽지 않다. 마음의 긴장을 풀고 자신의 생명력을 발견하고 믿고 키워낼 수만 있다면 자연스럽게 손발은 따뜻해지고, 소화는 잘되어 속은 편해지고, 단단히 뭉쳐 있던 자궁의 물혹은 눈처럼 녹아내리게 될 것이다.

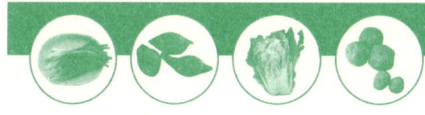

# 항상 소화가 안 돼요

_ 만성 위염

**세**상 일들이 자기 뜻대로 되어준다면 좋겠지만 현실이라고 하는 것은 기대를 저버리는 경우가 더 많다. 때문에 현실과 이상의 괴리감은 늘 현실에 대한 불만과 분노를 가져오게 한다.

자신의 힘으로 어떤 상황이 달라지지 않는다고 판단될 때, 자신이 할 수 있는 일이 아무것도 없다고 판단될 때 사람들의 마음에는 분노가 생긴다. 그 분노가 자신을 향하면 죄의식으로 나타나고, 세상 밖으로 향하면 피해의식으로 나타난다.

죄의식은 내가 모든 일을 해야 하는데 결국 안 된다고 판단될 때나 나에게 문제가 있다고 생각할 때 자라나며, 피해의식은 누군가 때문에 나의 상황이 순조롭게 풀리지 않는다고 판단될 때 더 커진다.

오랜 시간에 걸쳐 다스려지지 않은 분노는 마음 밭에서 조금씩 자라나 무성해지며 신체의 만성적인 긴장을 유발해서 위의 기능을 억제시킨다.

분노는 모든 생각과 문제를 내면에서 찾을 수 있게 돕지 않고 생각과 마음이 온통 밖을 향해 있게 한다. 죄의식이든, 피해의식이든 그것은 모두 자신에 대한 사랑과 격려와 존중은 아니다.

분노는 자율신경 중에서 교감신경을 흥분시켜 식욕을 억제하고 위의 운동을 저하시킨다. 만성적인 긴장은 교감신경의 말단에서 분비되는 아드레날린의 고갈을 불러오게 하는데, 신경 물질이 고갈되면 될수록 신체는 작은 스트레스에서도 적절하게 반응하지 못하게 된다.

만성적으로 위에 문제가 있는 사람들은 시간이 지날수록 외부의 사소한 자극에도 민감하게 반응하고 그럴수록 위의 기능은 더욱 억제된다. 조금만 신경 써도 체하거나 음식을 먹지 못하는 경우가 되고 만다.

위는 자율신경의 예민한 통제를 받고 있다. 교감신경은 위의 기능을 억제하는데, 이는 신체가 생존에 위협을 느낄 만큼 커다란 스트레스 상황에 대처하기 위해 사용되는 비상시의 기능이다. 반대로 부교감신경의 말단에서 분비되는 아세틸콜린은 위의 기능을 원활하게 해주어 식욕을 돕고 소화 기능을 회복시킨다.

위의 점막 세포는 약 2~3일마다 새롭게 교체된다. 만약 이론대로라면 위에 문제가 생겼을 때 미음이나 죽을 2~3일 먹고 마음을 편안하게 먹으면 위의 기능은 바로 회복될 수 있다는 이야기가 된다.

하지만 만성 위염과 위 기능 저하를 앓고 있는 대부분의 사람들은 수일, 수개월, 수년에 걸쳐 내시경을 비롯한 정기 검진과 치료를 받고 있으면서도 쉽게 회복되지 못하고 있다. 이미 기질적으로 위의 기능에 문제가 생겼다는 것을 의미한다. 더 이상 자율신경의 조절이 원활하게 이루어지지 않고 있는 것이다. 그 결과 위 자체가 위축되는 만성 위축성 위염이 되기도 하고, 운동이 느려지거나 처지게 되어 위하수 증상을 앓는 정도까지 발전한다.

위는 맵고 짠 음식을 먹었을 때만 나빠지는 것으로 알고 있지만, 달고 기름진 음식을 먹을 때도 위의 운동은 멈추게 된다. 달고 기름진 음식을 줄이는 것은 위 기능의 회복을 돕는 것이다. 하지만 위 기능이 떨어지고 식욕이 저하되어 있는 사람들은 조금 먹고도 포만감이 오는 음식에 길들여질 수 있기 때문에 더욱 달고 기름진 음식을 찾을 확률이 높다.

위에서는 단백질과 지방질 음식을 소화시키기 위해 소화액을 만들어낸다. 위의 소화액 중에서 가장 중요한 것은 염산의 분비이다. 위에서 분비되는 강한 염산은 입에서 들어온 세균과 효모를 살균하게 되고 단백질을 분해하는 효소를 활성화시켜 단백질의 흡수와 이용을 돕는다. 뿐만 아니라 위산이 원활하게 분비되어야만 칼슘과 철분과 같은 미네랄의 흡수율이 좋아진다.

위 기능이 위축되어 염산의 분비가 저하되면 단백질의 소화와 이용이 어려워지고 미네랄의 흡수가 불량해진다. 만약 위 기능이 저하되어 위산 분비가 잘 되지 않는 사람이 단백질이 많은 음식을 섭취하게 되면 위에서 살균되지 않은 효모와 박테리아가 단백질을 분해해서 이상 발효를 하게 된다.

이 과정에서 만들어내는 유기산과 가스가 만성 위염 환자들이 고생하는 신물과 트림 증상이다. 이것 때문에 속이 쓰리고 위에 팽만감이 느껴진다. 위산이 많이 나와서 속이 쓰린 것과는 분명한 차이가 있는 질환이다. 이를 저산증이라고 한다.

위의 기능을 회복하기 위해서는 일단 단백질이 많은 고기, 생선, 우유, 밀가루 같은 음식을 삼가야 하고 궁극적으로 위산의 분비가 잘될 수 있도록 돕는 방법을 찾아야 한다. 만성 위염에 있어서도 달고 기름진 음식과 육식 위주의 식단을 바꾸는 것이 아주 중요하다.

위는 자율신경계에 의해 통제되고 조절된다. 위의 기능에 문제가 있다는 것은 결국 자율신경에 문제가 있다는 것을 의미하므로 심신의 이완을 통해 부교감신경의 활성을 도와야 한다.

긴장을 풀고 부교감신경을 이완시키는 방법으로 호흡과 명상, 참선, 요가와 같은 방법 등이 많이 안내되고 있지만, 자율신경의 근본적인 균형을 찾기 위해서는 참 자아의 발견과 평화롭고 행복한 삶을 살고자 하는 가치관의 대전환이 필요하다.

또한 자율신경은 세포의 특성을 벗어나서 존재하는 것은 아니기 때문에 신경의 기능을 원활하게 하기 위해 규칙적인 식사와 도정하지 않은 통곡식의 식사로 혈당을 안정시키는 것도 중요한 일이다.

도정하지 않은 쌀, 현미에 많이 들어 있는 비타민 $B_1$은 신경 비타민으로 부교감신경 전달 물질인 아세틸콜린을 합성하는 데 절대적으로 필요하다. 뿐만 아니라 씨눈에 들어 있는 감마오리자놀은 자율신경을 조절하는 역할을 훌륭히 해낸다.

많은 사람들은 위가 약하기 때문에 위에 문제가 생기면 거친 음식을 먹지 않아야 된다고 생각하지만, 실은 거친 음식에 문제가 있는 것이 아니라 거친 음식을 보며 '저거 먹으면 탈 나는 거 아냐?' 라는 의구심이 위의 기능을 더욱 해칠 수 있다.

'밥은 내 몸이 되므로 밥을 먹고 힘내서 일을 해야지' 하는 감사하는 마음을 가지게 되면 입 안에서는 침샘을 자극해서 소화액의 분비를 돕고 위에서도 위의 운동을 시작하여 소화액을 만들어내며 음식을 받아들일 준비를 하게 된다. 식욕은 곧 의욕과 같다.

밥은 약인 줄 알고 먹으면 약이 되고, 독인 줄 알고 먹으면 독이 된다. 밥을 비롯해 음식을 먹을 때는 늘 감사하는 마음으로 먹어야 한다. 또 밥을 먹을 때는 밥을 먹는 행위에 집중해야 한다. 행위에 집중하지 않으면 그 행위를 하고 있는 신체의 기관은 반드시 문제가 생긴다. 마음이 가야 피가 가기 때문이다. 피가 가야 영양도 가고 산소도 가서 근육의 운동이 원활히 일어난다.

현대인들은 밥을 먹으면서도 빨리 먹고 나서 무엇을 해야지 하고 생각하거나 설거지를 하면서도 빨리 해치우고 나가서 할 일을 생각한다. 섹스를 하는 동안에도 온갖 자신의 편견과 잡다한 생각들로 섹스에 몰입하지 못하며 두뇌의 활동을 잠시도 쉬게 하지 못한다. 그 결과가 위장병이고, 그 결과가 주부 습진이고, 그 결과가 성 기능을 비롯한 생식기 장애이다.

자신이 지금 하고 있는 행위에 깨어 있고 자각하고 있는 것이 무엇보다도 절실히 요구되는 요즘이다. 성인들은 지금 여기에 깨어 있으라고 말한다. 밥을 먹으면서도, 걸으면서도 깨어 있으라고 말한다.

명상이라고 하는 것은 깨어 있음을 말한다. 명상 아닌 것이 없다. 밥 먹는 것도 명상이고, 설거지하는 것도 명상이고, 섹스에 몰입하는 것도 명상이다.

위는 자기 자신에게로 돌아가 스스로를 돌보기를 간절히 호소하고 있다. 자신을 돌보며 자신을 사랑하고 자신을 존중하라고 간절히 말하고 있다. 음식을 바꾸고 마음을 이완하고 내가 하고 있는 지금의 행위에 늘 깨어 있을 때 위는 주인의 마음대로, 아니 스스로 알아서 힘차게 움직여줄 것이다.

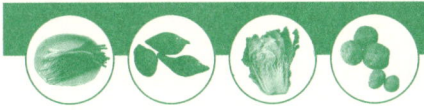

# 자궁에 문제가 생겼어요

_ 생식기 이상

**몸**에 이상이 생겼을 때 가장 먼저 신호를 보내주는 곳이 생식기이다. 여성들은 생리가 뒤로 미루어지거나 당겨지기도 하고, 양이 적어지거나 많아지기도 한다. 심한 경우에는 아예 생리가 끊기기도 하고 양성 물혹이라고 하는 자궁근종을 진단받기도 한다. 남성들도 스트레스를 받게 되면 성 기능에 바로 문제가 생기는 것을 느끼게 되어 발기 능력과 횟수를 건강의 지표로 삼기도 한다.

그렇다면 몸의 이상을 왜 생식기가 가장 먼저 말해주고 있는 것일까. 그것은 우리 신체가 살기 위해 보내주는 친절하고도 고마운 메시지이다.

인간에게는 두 가지의 본능이 있다. 하나는 생존을 위한 본능이고 다른 하나는 종족 번식을 위한 본능이다. 하지만 생존을 위한 본능은 생식, 종족 번식을 위한 본능에 우선한다.

우리 몸에 이상이 생겼을 때 생식 기능이 먼저 문제가 생기는 것은 생존을 위해 모든 치유 에너지를 집중하고 있기 때문이다. 살기 위한 메시지를 간곡히 보내오고 있는 것이다.

그러나 대부분의 사람들은 우리 몸이 보내주고 있는 긍정적인 메시지들을 불길한 질병의 징조로만 생각한다. 성 기능에 문제가 생기거나 생리에 이상이 생기면 여성으로서, 남성으로서 모든 것이 끝장나는 것처럼 이해한다.

여성들의 자궁근종은 아주 일반화되어 40세 나이, 불혹의 나이가 아닌 물혹의 나이라는 말을 만들어냈고, 산부인과에서도 대부분의 여성들에게 발견되는 것으로 크게 문제를 삼지 않고 있다. 무엇이 정상이고 무엇이 비정상인지 구분해내기 어려운 지경이 되어버렸다.

남성들의 발기 부전과 성 기능 장애도 대부분 노화와 함께, 아니면 스트레스에 의해 발생한다는 피상적 이해만 있을 뿐 그것이 보내주고 있는 메시지에 대해 알려고 하지 않는다.

생식기에 문제가 생기는 것은 내 몸이 생존을 위한 치유 과정에 집중하고 있다는 증거이다. 감사할 일이다. 우리에게 필요한 것은 지금의 상태를 긍정적으로 이해하고 생명을 보살피는 자세로 생명의 치유 과정에 함께하는 것이다.

씨앗을 땅에 뿌리면 씨앗 내부의 생명력은 토양의 양분에 따라, 햇

볕의 일조량에 따라, 충분한 비가 옴에 따라 한껏 성장하게 된다. 우리 몸에도 그런 생명력이 있어 적절한 환경만 제공된다면 생존도, 성장도, 생식도 생명체의 능력만큼 제대로 발휘하게 된다.

적절한 환경이 제공되지 못하면 생존과 성장과 생식 기능에 문제가 생긴다. 환경에 적응하고 생존을 위해 집중하는 과정은 가장 먼저 성장을 더디게 하고 생식 기능을 떨어뜨린다.

인간은 내부 환경의 지배 속에서 살아간다. 내부 환경은 햇볕처럼, 토양의 양분처럼, 내리는 빗물처럼 온화하게 유지된다. 그러다가 균형과 조화가 깨지기 시작하면 곧 몸은 스트레스 상태에 빠지게 되고 자신의 생명을 지키기 위해 질병 상태로 들어가게 된다.

내부 환경을 변화시키는 원인들 중에는 잘못된 식생활, 불규칙한 식습관을 들 수 있다. 원망, 미움, 분노, 불안, 걱정, 두려움, 공포심과 같은 만성적인 정신적 긴장감 역시 신체의 내부 환경의 변화를 초래한다. 운동량이 부족하거나 늦게 자고 늦게 일어나는 생활 습관도 내부 환경의 균형을 깨뜨리고 만다.

생식기의 이상이라고 하는 것은 심각한 내부 환경의 변화 속에 신체가 생존의 위협을 느끼고 있음을 말한다. 질병이라고 하는 것은 이렇게 계속 살게 되면 큰일 나니까 지금 모든 것을 바꾸어 살라고 하는 친절한 경고의 메시지이다. 질병은 치유와 회복의 기회이다.

여성들에게 자궁의 문제가 생기거나 남성들에게 생식 기능의 이상이 생기면 하나같이 한약을 먹거나 정력 식품을 먹어야 한다고 생각한다. 아무리 한약을 먹어도 생식 기능에 근본적인 개선이 이루어지지 않는 이유는 한약과 정력 식품이 몸 안의 내부 환경의 변화에 결정적인 역할을 해주지 못하기 때문이다.

내부 환경의 변화는 내가 먹을 것을 바꾸는 일, 마음을 바꾸어 마음의 평화로움을 유지하는 일, 생활의 리듬을 자연적 리듬에 맞추어 살아가고자 했을 때 가능하다.

질병은 반성의 시간이다. 자궁에 근종이 생기거나 생식기에 문제가 생긴다는 것은 빨리 지난날의 삶을 반성하고 생활 습관을 하루속히 바꾸어나가라고 하는 간곡한 호소와 같다.

우선 자연식, 현미 잡곡밥과 같은 자연 상태의 통곡의 곡식으로 식사를 바꾸고 다양한 채식 위주의 식사를 하게 되면 혈액은 깨끗해지기 시작한다. 생식기는 가는 혈관이 많이 모여 있는 곳으로 혈액의 정화는 생식 기능의 회복에 있어 아주 중요하다. 자궁을 혈해라고 하고 발기된 성기를 피기둥이라고 하는데, 혈액이 정화되어야 순환이 잘 이루어지고 기능이 회복되는 것은 두말할 필요가 없다.

물론 다른 신체의 기능도 다른 것을 원하는 것은 아니다. 모든 질병의 회복은 혈액의 상태를 개선해서 신체의 말단 세포에 좋은 영양과 충분한 산소를 운반해주고 노폐물의 배설을 원활히 해주는 것이라고 해도 무방하다.

두 번째로는 내부 환경에 강력하게 영향을 미치는 호르몬의 분비와 자율신경의 조절을 정상화시키는 일이다. 이는 심리적 환경과 밀접한 관련을 맺고 있다. 어떤 심리적 상태를 유지하느냐에 따라 몸은 바로 그렇게 반응하게 된다.

욕심과 분노는 스트레스 호르몬의 분비와 신경의 긴장을 낳고, 여유와 감사와 나눔의 마음은 신체의 이완과 치유의 희망을 가져온다.

세 번째로는 인간이 자연환경 속에 다른 생명들과 더불어 살아갈 수밖에 없음을 깨닫는 일이다.

인간이 곧 자연이라고 하는 것은 모든 생명체는 자연의 생명력을 가지고 있음을 믿어야 한다는 것이고, 모든 생명체가 자연의 생체 리듬을 가지고 있고 생명의 주기를 따라가는 것처럼 우리 몸도 자연의 리듬을 거슬러 살아갈 수는 없다는 것을 알아야 한다는 사실이다.

자연스런 먹을거리를 먹으며 자연처럼 살면 된다. 자연의 생명력을 믿으면 된다. 내 몸 안에는 생명력이 있으며 이 생명력이 끝까지 최선을 다하고 있다는 것을 믿는 것이 중요하다.

가공된 먹을거리를 먹으며 자연의 리듬을 거슬러 살면서 현대 사회 속에 살기에 어쩔 수 없다고 말하는 것은 솔직하지 못한 태도다. 인간의 몸은 생명의 위기 앞에 본능적으로 반응하고 있다. 어쩔 수 없다 말하면서도 숱한 질병 앞에 무서워 떨고 있는 것이 현대인의 삶이고 보면 우리는 좀 더 솔직해질 필요가 있다. 살고 싶다고 말이다. 근본적인 것을 알고 싶다고 말이다.

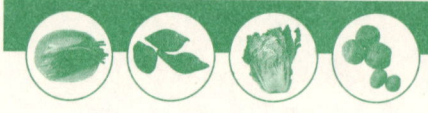

# 나도 시원하게 쾌변 보고 싶어요

_변비

요즘 젊은 여성들은 약에 의존해서 볼일을 본다. 아니면 주기적으로 인위적인 관장법을 이용하거나 심지어는 담배를 피우고 커피를 마셔야 변을 볼 수 있기 때문에 나쁜 줄을 알면서도 쉽게 습관을 바꾸지 못하겠다고 말하기도 한다.

절에서는 화장실을 속세의 근심을 풀어주는 곳이라고 해서 '해우소(解憂所)'라고 부른다. 사실 속세의 근심이라고 할 것도 없이 현대인들은 장에서 쉽게 배설되지 않는 음식들을 잔뜩 먹어 노폐물이 배설되지 않아 걱정을 많이 하고 있다.

항상 아랫배가 불룩한 것 같고 불쾌한 팽만감이 생기는 것을 근심하지 않을 수가 없다. 장에서 변이 빠르게 배설되지 않으면 장내 세균들에 의해서 이상 발효를 하게 되는데 이때 많은 가스와 독소들이 만들어지게 된다.

장내에서 만들어지는 메탄, 황화수소, 인돌, 스카톨과 같은 가스들은 배설되면 우리가 불쾌하게 느끼는 방귀가 되고, 장에서 만들어지는 발암물질들이나 독소들과 함께 대장 세포를 자극하여 암 발생률을 높이거나 혈액으로 흡수되어 간 기능, 면역 기능을 저하시키게 된다.

옛날에 부시맨들은 하루 200g 정도의 섬유질을 먹었다고 한다. 그래서 그들은 밑을 닦을 필요도 없었을 것이다. 휴지가 있었어도 아마 소용이 없었을 것이다.

하지만 현대인들의 섬유질 섭취는 권장량인 20~25g에도 미치지 못하고 있다. 아침에 빵 한 조각에 커피 한잔, 점심에는 흰밥에 고깃국, 아니면 칼국수나 라면에 김치 몇 조각, 저녁에는 거나하게 술 한잔에 고기 안주를 해서 먹게 되면 하루 5g의 섬유질도 섭취하지 않게 된다.

이렇게 섬유질이 없는 고기, 생선, 달걀, 우유, 흰쌀, 흰 빵, 식용유 등으로 만든 식품들은 모두 장내에서 배설되지 않고 머무르는 시간들이 길어져 많은 노폐물들을 많이 만들게 된다.

섬유질은 우리가 먹었던 모든 음식에 들어 있다. 곡식이 그렇고 채소가 그렇고 과일이 그렇고 해조류가 그렇다. 하지만 채소도 꼭 짜게 되면 90% 이상이 수분이고, 과일도 많이 먹게 되면 단순 당분을 많이 먹게 되고, 해조류도 많은 양을 매일 먹을 수 없다.

결국 곡식을 통곡식으로 먹지 않으면 하루 필요한 섬유질 양을 채울 수 있는 방법이 없다. 적어도 하루 80~90g 이상의 섬유질을 먹으려면 통곡의 식사로 세 끼를 해야 하고 다양한 채소와 해조류를 섭취해야 한다.

섬유질은 수분을 빨아들여 팽창하는 성질이 있기 때문에 충분한 섬유질의 식사, 통곡류의 식사를 하게 되면 변의 부피가 늘어나서 장의 운동을 자극하게 된다. 변비로 고생하는 사람들에게 있어 식생활을 바꾸는 것은 기본이 되는 일이다.

그러나 식생활을 바꾸고도 대변을 원활히 배설할 수 없는 사람들은 다른 측면에서의 접근과 이해가 필요하다. 그렇다고 그런 사람들에게 통곡식이나 섬유질이 많은 식품이 필요 없는 것은 아니다. 병을 치료하는 데 가장 근본이 되는 일은 식생활의 개선이다.

식사를 바꾸고도 변비가 해결되지 않는 대부분의 사람들은 자율신경의 조절 기능에 상당한 문제를 안고 있다. 일반적으로 사람들은 아침에 변의를 느끼게 된다. 새벽 5시에서 7시 사이에 대장의 연동은 원활해지는데, 이 시간에 일어나지 못해 변의를 느끼는 훈련이 되어 있지 못하면 이 또한 변비의 원인이 될 수 있다.

또 시댁에 가서 눈치 보느라고, 불편하다고 변의를 억제하거나 외출해서 외부의 화장실이 더럽다고 생각해서 변의를 인위적으로 참게 되면 자율적인 신체의 조절 기능은 더욱 억제되게 된다.

사람들은 변의를 참을 수 있는 자신의 의지와 능력을 대단하다고 판단할 수도 있고 환경이 변한 조건 하에서 자신의 의지대로 어떻게 할 수 없었다고 그런 상황을 변명할 수도 있겠지만, 인간의 정신적 능력의 위대함보다 내 몸 안에서 썩고 있는 변이 더 더럽다는 것을 알아야 한다. 무심코 참아버리며 길러진 습관 때문에 앞으로 더 많은 문제를 일으킬 수 있다.

인간의 정신 작용은 자연의 생명 작용 안에 있다. 배가 고프면 먹을 것을 먹듯이 변의가 느껴지면 화장실에 가야 한다. 하지만 사람들은 배가 불러도 더 먹고 배가 고파도 입맛이 없다고 먹지 않으며 변의가 있어도 참을 수 있는 것이 대단한 능력이나 되는 것처럼 생각한다.

인간의 의지와 정신 작용은 자연의 생명체들의 생명 작용을 벗어나 함부로 발휘되거나 유지될 수 있는 문제가 아니다. 신체의 자율적인 조절 능력을 인간의 의지로 억제한 결과 장의 운동은 더욱 지연되어 운동성을 상실하게 되었고, 섬유질이 많은 음식을 먹어도 장은 꼼짝도 하지 않게 되는 결과를 초래하게 되었다.

복식호흡을 하거나, 아랫배를 엎드려 공으로 문질러주거나, 빠르게 걷고 등산을 하는 것은 장의 운동에 많은 도움을 준다. 그러나 무엇보다 신체의 만성적인 긴장을 푸는 것이 중요하다. 신체의 긴장은 자율 신경 중 교감신경의 흥분을 일으켜 신체 장기의 기능을 억제해버린다. 긴장은 욕심과 집착에서 온다.

지금 이 상태를 누구에게도 빼앗기지 않은 채 언제나 유지되기를 바랄 때, 내 마음대로 모든 일이 되기를 원할 때, 더 많은 것을 얻기 위해 무엇인가를 더 해야 한다고 판단할 때 신체는 만성적인 긴장 상태에 빠질 수밖에 없다.

더 얻고 싶은 것이 없고, 더 갖고 싶거나 이루고 싶은 것이 없고, 모든 일이 내 맘같이 되지 않을 수도 있다고 생각한다면 신체는 긴장이 완화되고 굳게 잠긴 마음의 빗장이 열린다.

사람들이 나와 같아야 한다고 생각하는 것도, 사람들이 나와 너무나도 달라 이해할 수 없다고 생각하는 것도 모두 자기 욕심의 또 다른 모습이다.

이런 유형의 변비증을 앓고 있는 사람들은 교감신경 흥분에 의한 또 다른 증상들도 함께 가지고 있게 된다. 눈물이 마르고 안구가 건조해지거나 입 안도 건조해지고, 위 점막도 위축되어서 위산은 제대로 분비되지 않아 소화 기능이 떨어지고, 방광과 자궁에 잦은 염증을 앓기도 한다. 피부도 건조해질 수 있으며 발뒤꿈치가 많이 갈라지기도 한다.

위와 같은 증상과 함께 무엇을 해도 잘 낫지 않는 변비로 고생을 하고 있다면 마음의 긴장부터 풀어야 한다. 마음의 욕심과 집착부터 내려놓아야 한다. 자신의 의지와 노력으로 모든 일들이 통제될 수 있다는 생각을 버려야 한다. 현실에 대해 좀 더 많이 만족하고 감사해야 한다.

서양의 명문대를 졸업하고 승진과 출세를 위해 열심히 일하던 서구의 잘나가던 여성들이 집으로 돌아가고 있다고 한다. 그들은 성공과 일의 개념을 다시 정립하기 시작하면서 성공이라는 것을 이야기할 때 '만족, 균형, 맑은 정신'이라는 말을 사용한다고 한다.

이제 앞서가는 여성들은 지금 삶의 만족과 인생의 균형, 무엇보다 자신의 맑고 편안한 영혼을 위해 가정과 일에 대해 다시 생각하게 되었다. 아이 양육을 위한 문제도 아니고, 남편의 뒷바라지 때문도 아닌 오로지 자기 삶을 위해 새로운 선택을 과감히 하고 있는 것이다.

기혼 여성들이 시부모도, 육아 시설도 못 미더워서 직장 일을 그만두고 내 손으로 아이를 직접 키우겠다고 자신의 전문적인 능력을 포기하고 집으로 돌아가는 것과는 완전히 다른 차원의 문제이다.

중요한 것은 여성이 일을 하느냐, 안 하느냐의 문제가 아니다. 얼마나 자기 삶에 만족하고 있고, 항상 편안한 마음과 맑은 정신으로 삶에 임하고 있으며, 육체적·정신적으로 균형을 잃지 않고 있느냐 하는 문제다.

삶의 긍정성은 내 장을 힘차게 움직이게 해줄 것이고 내 삶을 좀 더 활기찬 방향으로, 누구나 행복한 방향으로 안내할 것이다.

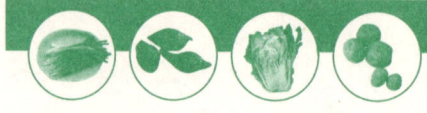

# 항상 피곤해요

_ 갑상선 질환

**현**대인이 가장 많이 앓고 있는 질병 중에 하나이면서도 제대로 알려져 있지 않거나 그리 심각하게 여겨지지 않고 있는 것이 갑상선 질환이다.

갑상선은 조직에서 산소의 소비량을 증가시켜 체내의 대사 기능을 항진시키는 티록신이라는 호르몬을 분비하는 내분비선이다. 이 호르몬은 뇌하수체 전엽에서 분비되는 갑상선 자극 호르몬(TSH)에 의해 분비가 촉진되는데, 혈액 중에 갑상선 호르몬의 농도가 저하되면 시상하부와 뇌하수체의 자극을 통해 호르몬의 생성과 분비를 조절하게 된다.

갑상선은 에너지 소모량의 70% 이상을 차지하는 기초 대사량을 좌우하는 데 아주 중요한 역할을 한다. 갑상선 기능이 건강하게 유지되고 있다는 것은 쉽게 지치지 않고 활기차게 힘찬 생활을 하고 있다는 것을 의미한다.

갑상선의 기능이 저하되는 데에는 갑상선 자체에 문제가 생겨서 나타나는 경우와 뇌하수체에 문제가 생겨 갑상선 자극 호르몬의 생산이 저하되어 나타나는 경우가 있다.

두 가지의 경우 모두 선천적·후천적으로 발생할 수 있는데, 식생활과 관련하여 살펴보고자 하는 갑상선 기능의 저하는 전적으로 서서히 기능이 저하되는 후천적인 것이다.

후천적인 갑상선 기능의 저하는 갑상선 호르몬에 대한 말초 조직의 저항성 증가에 의한 것으로 세포와 조직 수준에서 갑상선 호르몬이 상대적으로 부족하게 되어 나타나는 경우를 말하며 대부분 서서히 진행된다.

진단상으로는 갑상선과 뇌하수체 모두 문제가 없을 뿐만 아니라 혈액상으로 갑상선 호르몬의 수치는 정상임에도 불구하고 환자는 갑상선 기능 저하 증상을 모두 호소하고 있는 경우라고 할 수 있다.

이 경우에는 TSH라고 하는 갑상선 자극 호르몬의 수치는 증가하게 된다. 혈액 중에 갑상선 호르몬이 정상적으로 유지되고 있음에도 불구하고 뇌하수체는 더 많은 양의 갑상선 자극 호르몬을 만들어내고 있는 것이다. 이것은 혈액 수준이 아닌 세포 수준에서 갑상선 호르몬이 결핍되었다는 것을 의미한다. 말초 세포에 갑상선 호르몬이 부족하면 바로 뇌하수체를 자극하여 더 많은 갑상선 자극 호르몬을 분비하여 갑상선을 자극하게 된다.

　세포 수준에서 갑상선 호르몬의 결핍이 나타나는 것은 다른 호르몬과의 균형과 관련된 문제에서 비롯된다. 세포 수준에서 갑상선 호르몬의 이용을 방해하는 호르몬에 의해 갑상선에서 갑상선 호르몬이 정상적으로 만들어지고 있음에도 불구하고 세포는 갑상선 호르몬의 결핍증을 앓게 된다. 이런 문제가 발생하는 가장 큰 원인은 잘못된 식생활 습관에 있다.

　쉽게 피로해지고 나른하고 손발이 붓고 추위를 많이 타고 팔다리가 저리고 집중력이 떨어질 때 우리는 그 원인이 지금 먹고 있는 음식에 있을 수도 있다는 생각을 하지 못한다. 하지만 현대인의 대부분의 질병은 잘못된 생활 습관이 원인이 되어 발생한다. 그 가운데 균형을 잃은 식습관은 가장 큰 원인이 되고 있다.

　우리 몸은 환경의 변화에 적응하고 항상 일정한 생체 조건을 유지하기 위해 호르몬의 분비와 신경의 자율적인 조절을 하게 된다. 외부에서 제공되는 환경 중에 식생활 환경은 신체 내분비와 신경계에 큰 영향을 미치게 된다. 내분비의 조절은 아주 민감하다.

　신체 내에서는 물질을 분해하는 데 관여하는 이화 호르몬과 물질의 합성에 관여하는 동화 호르몬의 적절한 균형을 통해 물질의 이용을 효율적인 시스템으로 조절하고 있다. 대표적인 이화 호르몬이 갑상선 호르몬이고, 대표적인 동화 호르몬이 췌장의 인슐린이다.

　두 호르몬의 균형이 깨지게 되면 물질을 과도하게 분해하는 쪽으로 기울어 아무리 먹어도 살이 빠지거나, 반대로 물질의 합성이 증가되고 신체의 대사 속도가 느려져 살이 찌기도 한다. 신체 내에서 모든 호르몬의 분비와 신경계의 조절은 균형적일 때만이 최상의 신체 조건을 유지한다. 이 균형의 파괴는 특정 호르몬의 과잉증과 결핍증으로 드러나게 된다.

흰쌀, 흰 밀가루, 흰 설탕과 같이 빠르게 소화, 흡수되는 정제된 전분질 식품을 주로 먹거나 끼니를 굶어 폭식과 과식을 하게 되면 인체는 차츰 과도하게 흡수된 당분을 처리하기 위해 많은 양의 인슐린을 분비하게 된다.

인슐린은 당분을 세포 안으로 안내하며 물질의 합성을 촉진하는 동화 호르몬이다. 인슐린의 과잉 분비는 상대적으로 이화 호르몬인 갑상선 호르몬의 기능을 억제하게 된다.

인슐린의 분비량이 증가하고 갑상선 호르몬의 활성이 억제된 만큼 몸의 대사 속도는 느려진다.

이 과정은 세포 수준에서의 변화이다. 갑상선의 기능은 정상적인 수준에서 호르몬을 만들어낸다고 할지라도, 세포 수준에서 세포는 과잉 분비된 인슐린에 의해 갑상선 호르몬의 상대적 결핍을 일으키게 된다.

혈액 검사를 했을 때 갑상선 호르몬이 정상적인 수치를 보이고 있다 하더라도 환자는 갑상선 기능 저하의 증상을 모두 호소할 수 있다는 뜻이다.

전신 권태, 피로, 집중력 저하, 두통, 피부 건조, 부종, 변비, 무한, 수족 냉증, 추위로 대표되는 갑상선 기능 저하의 증상들은 혈액 수준에서의 호르몬 부족이라는 임상적 결과와는 상관없이 인슐린의 과잉 분비에 의한 세포 수준에서 상대적 갑상선 호르몬의 결핍증으로도 일어날 수 있다.

임신 초기에는 아이를 보호하기 위해 지방의 합성이 증가하게 되는데 이때 관여하는 것이 인슐린이라는 호르몬이다. 잘못된 식생활에 의해서 평상시에 인슐린이 많이 분비되는 여성은 임신 초기에 더 많이 분비되는 인슐린에 의해 혈당이 많이 떨어지기 때문에 입덧이 더욱 심해지게 된다.

뿐만 아니라 증가된 인슐린은 갑상선 호르몬의 이용을 방해하게 되는데, 의학적으로 갑상선의 기능에 문제가 없다고 해도 임신부는 피로, 권태, 무기력, 오한, 추위 등 갑상선 저하의 증상을 모두 호소할 수 있다. 임신 초기 입덧과 신체의 증상이 심하면 심할수록 호르몬의 정상적인 분비와 조절 능력에 상당한 문제가 있다고 볼 수 있다.

건강한 임신부는 임신이 진행됨에 따라 서서히 인슐린 호르몬이 줄어들면서 정상적인 신체 컨디션을 찾게 되는데, 그렇지 않은 경우 임신 후반기까지 입덧과 피로 등으로 고생을 하게 된다.

최근 임신과 함께 유난스런 입덧으로 고생을 하거나 유산 위험이 증가하고 임신성 당뇨병을 앓는 임신부들이 급증하고 있는데, 그 이유는 임신 전 식생활에 문제가 있기 때문이다.

갑상선의 기능은 여러 가지 원인에 의해 저하될 수 있지만 잘못된 식생활에서 가장 큰 원인을 찾을 수 있다. 설탕이 많이 들어가 있는 빵, 과자, 아이스크림, 커피, 콜라, 청량음료 등을 즐겨 먹거나 흰쌀밥과 흰밀가루 음식과 같이 정제한 음식을 과식하고 폭식하는 경우 인슐린의 분비량이 늘어나고 갑상선 호르몬은 방해를 받는다.

정제한 음식의 폭식과 과식에 의한 인슐린 분비의 증가는 췌장의 기능을 혹사시켜 당뇨병의 발생률을 증가시킬 뿐만 아니라 갑상선 호르몬의 억제로 만성적인 피로와 권태감, 부종과 비만, 기억력 감퇴와 성장 장애 등 인간의 삶을 질적으로 저하시킨다.

인스턴트, 가공식품, 청량음료와 정제한 음식들의 섭취를 줄이고 폭식과 과식하는 습관을 바꿔 규칙적인 식사를 한다는 것은 질병을 예방하고 치료하는 차원의 문제 이전에 건강하고 활기찬 삶의 기본 토대를 만드는 일이다.

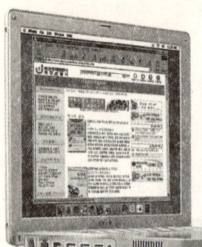

## 중앙생활사
## 중앙경제평론사

Joongang Life Publishing Co./Joongang Economy Publishing Co.

중앙생활사는 건강한 생활, 행복한 삶을 일군다는 신념 아래 설립된 건강·실용서 전문 출판사로서 치열한 생존경쟁에 심신이 지친 현대인에게 건강과 생활의 지혜를 주는 책을 발간하고 있습니다.

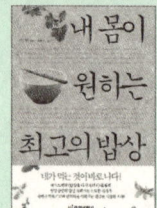

**내 몸이 원하는 최고의 밥상**

초판 1쇄 발행 | 2010년 1월 27일
초판 2쇄 발행 | 2010년 12월 5일

지은이 | 김수현(Suhyeon Kim)
펴낸이 | 최점옥(Jeomog Choi)
펴낸곳 | 중앙생활사(Joongang Life Publishing Co.)

대    표 | 김용주
책임편집 | 손소전
본문디자인 | 신경선

출력 | 국제피알  종이 | 타라유통  인쇄·제본 | 태성문화사

잘못된 책은 바꾸어 드립니다.
가격은 표지 뒷면에 있습니다.

ISBN 978-89-6141-056-4(13510)

등록 | 1999년 1월 16일 제2-2730호
주소 | ⓤ100-789 서울시 중구 왕십리길 160(신당5동 171) 도로교통공단 신관 4층
전화 | (02)2253-4463(代)  팩스 | (02)2253-7988
홈페이지 | www.japub.co.kr  이메일 | japub@naver.com | japub21@empal.com
♣ 중앙생활사는 중앙경제평론사·중앙에듀북스와 자매회사입니다.

Copyright ⓒ 2010 by 김수현

이 책은 중앙생활사가 저작권자와의 계약에 따라 발행한 것이므로 본사의 서면 허락 없이는 어떠한 형태나 수단으로도 이 책의 내용을 이용하지 못합니다.
※ 이 책에 쓰인 본문 종이 E라이트는 국내 기술로 개발한 최신 종이로, 기존의 모조지나 서적지보다 더욱 가볍고 안전하며 눈의 피로를 덜도록 품질을 한단계 높인 고급지입니다.

▶ 홈페이지에서 구입하시면 많은 혜택이 있습니다.

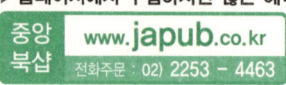

※ 이 도서의 국립중앙도서관 출판시도서목록(CIP)은 e-CIP 홈페이지(www.nl.go.kr/cip.php)에서 이용하실 수 있습니다.(CIP제어번호: CIP2009004182)